IIFYM & Flexible Diät

Schritt-für-Schritt-Ernährungsleitfaden für Anfänger „Wenn es in deine Makronährstoffe passt" – Schnell & einfach Gewicht verlieren und Fett verbrennen, indem Sie Ihre Makros zählen

Von Jennifer Louissa

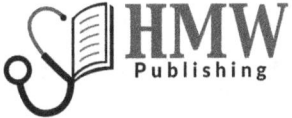

Weitere tolle Bücher finden Sie unter:

HMWPublishing.com

Laden Sie ein weiteres Buch kostenlos herunter

Ich möchte Ihnen danken, dass Sie dieses Buch kaufen und bieten Ihnen ein weiteres Buch (in der gleichen Länge und so wertvoll wie dieses Buch), „7 Fitness-Fehler, von denen Sie nicht wissen, dass Sie sie machen", völlig kostenlos.

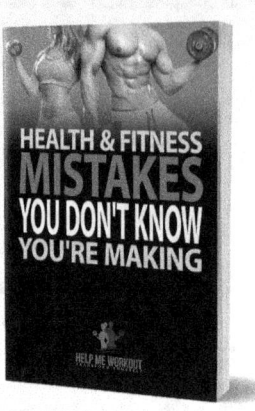

Klicken Sie auf den Link unten, um sich anzumelden und erhalten Sie:

www.hmwpublishing.com/gift

In diesem Buch, das bespreche ich 7 der häufigsten Fitness-Fehler, die einige von Ihnen wahrscheinlich begehen, und ich werde zeigen, wie Sie ganz einfach in die besten Form Ihres Lebens kommen!

Neben dem Buch *7 Fitness-Fehler* werden Sie auch die Möglichkeit haben, unsere neuen Bücher kostenlos zu bekommen, an Gewinnspielen teilzunehmen und andere wertvolle E-Mails von mir zu erhalten. Hier ist erneut der Link zur Anmeldung:

www.hmwpublishing.com/gift

INHALTSVERZEICHNIS

Einführung 5

Kapitel 1: Was ist „iifym"? 10

Kapitel 2: DEN Mythos AUFDECKEN 13

Kapitel 3: FlexibleS Abnehmen VS. strenge eRNÄHRUNG 20

Kapitel 4: Die Grundlagen VON Kalorien 33

Der täglichen Kalorienbedarf Ihres Körpers 40

Kohlenhydrate 41

Eiweiß: 42

Fette: 43

Cardio: 44

Kalorien: 46

Kapitel 5: ZielbasierteR Kalorienverbrauch 53

Kalorienaufschlüsselung der Makronährstoffe: 55

Die gängigsten Makronährstoffaufspaltungen sind: 57

Erforderliche Makronährstoffe: 60

Ballaststoff 60

Refeeds 61

Kapitel 6: Timing von Mahlzeiten 66

Fett verlieren, nicht Gewicht 68

Nachhaltigkeit einer flexiblen Ernährung 70

Kapitel 7: MFP-Funktionen für IIFYM-Erfolg 73

Zeit sparen mit Mahlzeiteneinträgen 74

Speisepläne: Der einfachste Weg, MFP zu verwenden 77

Zum Essen ausgehen (Nährwertangaben verfügbar) 82

Zum Essen ausgehen (Nährwertangaben nicht verfügbar) 94

Das Maß ist der Schlüssel 96

Kapitel 8: Verfolgen Sie Ihre Fortschritte 99

Gewicht und Bilder 100

Taille 104

BonusKapitel - Rezepte FÜR EINE Flexible ERNÄHRUNG 107

Protein-Power-Pizza 107

Premium-Eiweiß-Käsekuchen 110

Mad Monkey Eiweiß Smoothie 113

Fazit **115**

Letzte Worte **117**

Über den Co-Autor **119**

Einführung

Ich möchte Ihnen danken und gratulieren Ihnen zum Kauf des Buches „IFYM Flexibles Abnehmen & Makros zählen". Die beste Fett-Verlust-*Strategie*, meiner Erfahrung nach, ist IIFYM gewesen (wenn es in deine Makronährstoffe passt). Ein anderer Name für diese revolutionäre Art des Essens ist *Flexibles Abnehmen* oder einfach das *Zählen Ihrer Makros*. IIFYM wird nun schon seit Jahren verwendet. Sowohl Menschen, die Fett verlieren als auch Muskeln aufbauen wollen, verwenden es.

IIFYM & Flexibles Abnehmen bietet jedermann die Möglichkeit, seine Ernährung anzupassen, um seine nährreichen Lieblings-Lebensmittel zusammen mit seinen Lieblings-Leckereien jeden Tag zu genießen, und dennoch Fortschritte im Hinblick auf seine Fitness-Ziele zu machen.

Ist es realistisch zu sagen, dass Sie nie wieder Eis, Burger oder Pizza essen gehen? Kommen Ihre Kohlenhydrate nur Gemüse? (Ich kann nicht einmal den Gedanken stehen.) Werden Sie all diese sogenannten „schmutzigen

Lebensmittel" austauschen für Mahlzeiten, bestehend aus Huhn, braunen Reis, Brokkoli und vielleicht ein paar Süßkartoffeln, wenn Sie Glück haben? Meine Vermutung ist, wahrscheinlich nicht. Dieser Ansatz zur Gewichtsabnahme wird Sie in der Zukunft zum Fressen bringen. Nicht nur wäre Ihre Ernährung streng und langweilig, sondern Sie werden höchstwahrscheinlich alles zurückgewinnen, was Sie in erster Linie mit dieser „strengen Diät" verloren haben.

IIFYM ist auch ein Verfahren, um die bestehende Körperzusammensetzung zu verbessern, indem Makronährstoffe (Makros) verfolgt werden. Die drei Haupt-Makros sind traditionell: Eiweiß, Kohlenhydrate und Fette. Durch die Überwachung von Makros können Sie auch Ihre Kalorien natürlich verfolgen.

Diese Art der Diät gewinnt an großer Popularität und Sie haben sicher schon davon gehört. Wenn Sie bereits etwas Recherchen zu IIFYM und flexible Abnehmen in der Vergangenheit getan haben, getan, ist Ihnen wahrscheinlich aufgefallen, dass keine Lebensmittel Grenzen ausgenommen sind. Keine Lebensmittelgruppen sind gut oder schlecht für

Sie. Was zählt, in dieser Art von Diät, ist, ob Ihr Makronährstoff-Budget Raum, für die Lebensmittel, die man essen möchte, bietet. Wenn ja, dann wissen Sie Bescheid, aber dazu später mehr.

Wie ist diese Art von Diät entstanden? Nun, Bodybuilder in den alten Tagen hatten es einfach satt, die gleichen faden Lebensmittel zu essen, als sie sich auf einen Wettkampf vorbereiteten. Sie nahmen die Art von Lebensmitteln zu sich, die die Menschen davon abhalten, überhaupt abzunehmen! Zu diesen langweiligen, „cleanen" Mahlzeiten gehörten Hühnchen, Brokkoli, Reis, Gemüse, Eier und vieles mehr. Es ist nicht zu leugnen, dass dieser *„Bro science"*-Ansatz für Diäten funktioniert, aber die eigentliche Frage ist: Lohnt es sich? Nach vielen Jahren, in denen Bodybuilder miserabel wurden, wurde „If It Fit Your Macros" geboren. IIFYM ist daher eine Möglichkeit, die Körperzusammensetzung zu verbessern, indem man sich nicht nur auf „cleane" Lebensmittel verlässt. Nochmals vielen Dank für den Kauf dieses Buches. Ich hoffe, es gefällt Ihnen und bitte vergessen Sie nicht, uns eine ehrliche Rezension zu hinterlassen!!

Auch bevor Sie beginnen, empfehle ich Ihnen, <u>sich für unseren E-Mail-Newsletter anzumelden</u>, um Updates für alle anstehenden neuen Buchveröffentlichungen oder Werbeaktionen zu erhalten. Sie können sich kostenlos anmelden und erhalten als Bonus ein kostenloses Geschenk. Unser Buch *„Gesundheits- & Fitnessfehler, von denen Sie nicht wissen, dass Sie sie machen"!* Dieses Buch wurde geschrieben, um zu entmystifizieren, die wichtigsten Vor- und Nachteile aufzudecken und Sie endlich mit den Informationen auszustatten, die Sie benötigen, um sich in der besten Form Ihres Lebens zu befinden. Aufgrund der überwältigenden Menge an Fehlinformationen und Lügen, die von Magazinen und selbsternannten „Gurus" erzählt werden, wird es immer schwieriger, zuverlässige Informationen zu erhalten, um in Form zu kommen. Im Gegensatz zu Dutzenden von voreingenommenen, unzuverlässigen und nicht vertrauenswürdigen Quellen, um Ihre Gesundheits- & Fitnessinformationen zu erhalten. In diesem Buch ist alles aufgeschlüsselt, was Sie brauchen, damit Sie es leicht nachvollziehen und sofort Ergebnisse erzielen können, um Ihre gewünschten Fitnessziele in kürzester Zeit zu erreichen.

Um sich erneut für unseren kostenlosen E-Mail-Newsletter anzumelden und ein kostenloses Exemplar dieses wertvollen Buches zu erhalten, besuchen Sie bitte den Link und melden Sie sich jetzt an: www.hmwpublishing.com/gift

KAPITEL 1: WAS IST „IIFYM"?

Ein häufiges Missverständnis von IIFYM (If It Fits Your Macros) ist, dass es nur eine Ausrede ist, jeden Tag Junk-Food zu essen. Das ist nicht der Fall. Entgegen der landläufigen Meinung geht es in IIFYM nicht darum, jeden Tag Pop Torts zum Frühstück zu essen. Im Gegensatz zu herkömmlichen Diäten haben Sie die *Option* zu essen, was Sie wollen, wann Sie wollen, wenn Sie es in Ihre Ernährungspläne einpassen.

Obwohl es die Option gibt, sogenannte fettige Lebensmittel (Pizza, Burger, Eis, Kekse usw.) zu sich zu nehmen, müssen Sie auf keinen Fall diese in Ihre Ernährung einbauen. Der Vorteil, den IIFYM-Diäten gegenüber herkömmlichen Diäten haben, ist seine Flexibilität. Diese Flexibilität bietet Ihnen die Möglichkeit, Ihre Körperzusammensetzung zu verbessern, ohne dass Sie Ihr Ernährungsverhalten perfekt oder streng einhalten müssen.

Es gibt keinen Grund, sehr streng zu sein oder eine Modediät zu machen. Eine Modediät gibt niemals langanhaltende

Ergebnisse und es scheint jeden zweiten Monat eine Neue zu geben! Insbesondere sind keine drastischen und ungesunden Kalorieneinschränkungen oder die Eliminierung eines bestimmten Makronährstoffs (einschließlich kohlenhydratarmer Ansätze) erforderlich. Sobald Sie die Grundlagen von Kalorien und Makronährstoffen verstanden haben, haben Sie ein besseres Verständnis dafür, warum Hardcore- und Modediäten zu kurz kommen.

Obwohl mit IIFYM Muskelmasse aufgebaut werden kann, ist *IIFYM: Der Ultimative Leitfaden für Anfänger* auf die Implementierung von IIFYM für den Fettabbau zugeschnitten. Diese Art des Essens ist für Leute realistischer, die Fett verlieren und den Prozess genießen möchten.

Die Vorteile von IIFYM:

- Realistische & psychologisch vorteilhaft;
- Ein langfristiger Ansatz eines gesunden Lebensstils:

- Kompatibel mit dem Energiebilanzgesetz (mehr dazu in Kapitel 2).
- Flexible Auswahl von Lebensmitteln;
- Es funktioniert perfekt mit My Fitness Pal (IIFYM freundliche Smartphone-App).

Diese Herangehensweise an den Fettabbau fokussiert sich darauf, dass Sie Ihre Makronährstoffe kennen und Ihre täglichen Makroziele erreichen.

My Fitness Pal ist das Tool Nummer eins, mit dem sich IIFYM einfach implementieren lässt.

Die folgenden Kapitel sind die Grundlagen, die Sie benötigen, um IIFYM in Ihren Alltag zu integrieren.

KAPITEL 2: DEN MYTHOS AUFDECKEN

Wie bei allem Neuen und Anderen wird es Vor- und Nachteile sowie viele Missverständnisse geben – und ein paar verzerrte Mythen. In diesem Kapitel werden wir diese aussortieren, damit die Wahrheit durchscheint.

Entlarven von Mythos # 1:

Sie können Junk-Food genießen und Gewicht verlieren.

Der flexible Diätplan ist ein Inklusivplan. Sie werden nicht aufgefordert, sich von bestimmten Lebensmittelgruppen fernzuhalten. Aufgrund dieses überraschenden (und anderen) Konzepts ist der Mythos, dass eine Person so viel Junk-Food essen kann, wie sie will, was natürlich völlig falsch ist.

Gehen wir zurück und beziehen wir uns auf Ihre persönlichen Ziele. Was wollen Sie erreichen:

- Gewichtsverlust?

- Gewichtserhaltung?

- Muskel-Toning?

- Muskelaufbau?

Der gesunde Menschenverstand sagt, wenn Sie Muskeln aufbauen wollen, wird es bei einer festen Ernährung mit Eis und Schokoladenkeksen nicht passieren. Außerdem besteht die Tatsache, dass Ballaststoffe fehlen.

Dieser Mythos ist möglicherweise auf Online-Blogs, Artikel und Anzeigen zurückzuführen, die mit flexibler Diät zu tun haben. Welche Grafiken sind auf diesen Websites am häufigsten zu sehen? Donuts, Süßigkeiten, Pizza und vielleicht ein Big Mac.

Der Grund dafür ist, dass es in der Tat eine gute Nachricht ist, dass eine Diät nicht mehr aus Folter und Qual bestehen muss. Wenn Sie Ihre Körperzusammensetzung verbessern können, während Sie noch Junk-Food genießen, lassen Sie es uns der Welt erzählen – auch wenn es viele Junk-Food-Bilder geben muss.

Aber kehren wir zur Realität zurück. Flexible Ernährungsberater ernähren sich von Vollwertkost mit einer Prise Spaßgenuss. Die kluge, flexible Dieter macht es immer noch ein Ziel, ihre tägliche Makronährstoffaufnahme zu treffen, weil Gesundheit immer wichtig ist.

Entlarven von Mythos # 2:

Cleane Lebensmittel sind die einzigen gesunden Lebensmittel, deshalb kann flexibles Ernähren nicht gesund sein.

Zugegeben besteht ein Großteil der amerikanischen Ernährung aus verarbeiteten Lebensmitteln, von denen einige in der Tat gar keine Lebensmittel sind, sondern einfach hergestellte Produkte mit geringem Nährwert. In den Irrtum zu geraten, dass *cleane Lebensmittel* die einzigen *gesunden Lebensmittel* sind – dies ist jedoch nur eine weitere Falle.

Um dieser Denkweise zu folgen, müssen wir zur Mentalität von exzellentem Essen vs. schlechtem Essen zurückkehren. Was kann es nützen, wenn bestimmte Lebensmittel *verboten* werden? Denn in dem Moment, in dem Sie der Versuchung nachgeben und Lebensmittel essen, die auf der No-No-Liste stehen, tauchen die Schuldprobleme wieder auf. Und wer braucht die?

Verschiedene Studien haben gezeigt, dass das Verlangen nach bestimmten Lebensmitteln wächst, sobald sie eingeschränkt werden. Auch wenn diese Person vor der Einschränkung nie wirklich ein Verlangen nach diesem Essen hatte. Schwer zu erklären, aber es ist wahr. Wir sind psychologische Wesen und so funktioniert der menschliche Verstand (und die menschlichen Emotionen).

Entlarven von Mythos # 3:

Einer flexiblen Ernährung fehlt Struktur (sie ist total durcheinander).

Dieser Mythos ist recht einfach zu erklären. Er entsteht nur, weil gewohnheitsmäßige Diätetiker so an die Fesseln einer eingeschränkten Diät gewöhnt sind. Sie haben Grenzen mit Struktur verwechselt. Sie sind nicht dasselbe.

In der Tat ist eine flexible Diät eine strukturierte Methode, jedoch ohne Einschränkungen und Einschränkungen. Der erfolgreiche flexible Dieter wird sich die Zeit nehmen, um zu überlegen, welche Nahrungsquelle – und in welcher Menge – die beste für die Aktivitäten dieses Tages ist. Morgen kann anders sein.

Entlarven von Mythos # 4:

Eine flexible Ernährung suchen einen einfachen Weg – Sie sind faul.

Dieser vierte und letzte Mythos ist für mich der humorvollste. Um der Logik dieses Denkens zu folgen, muss man davon ausgehen, dass das Springen von einer restriktiven Modediät zu einer anderen, während man versucht, sich zu merken, welche Lebensmittel auf welche Diät beschränkt sind, während man aufgeregt auf das Cheat Meal am Samstagabend wartet, als produktive Art und Weise angesehen wird, Ihre Zeit auszugeben. Ich kann mir das nicht vorstellen.

Es erfordert viel Planung, damit der flexible Diätetiker die Lebensmittel findet, die zu seinen täglichen Makronährstoffen passen. Der Unterschied besteht darin, dass Sie für sich selbst denken, anstatt sich von einem Diät-Guru sagen zu lassen, wie Sie es für sich arbeiten lassen sollen. Vielleicht möchten Sie mehr über Ernährung, Lebensmittel und Makronährstoffe erfahren. Ihr Anreiz wird stärker sein, einfach weil Sie die Folterkammer des Diätetikers nicht betreten. Sie entdecken, was für Sie und Ihre Ziele am besten ist.

Im nächsten Kapitel werden wir genau das tun - schauen Sie sich die Makronährstoffe genauer an.

KAPITEL 3: FLEXIBLES ABNEHMEN VS. STRENGE ERNÄHRUNG

In diesem Kapitel wollen wir einen genauen Blick darauf werfen, wie die typischen strengen Diäten/Modediäten mit der flexiblen Diätmethode verglichen werden. Wir wollen drei getrennte Bereiche betrachten:

- 1) Körper.
- 2) Geist (Emotionen).
- 3) Lebenstil.

1) Vergleich Ihres Körpers:

Strikte / Modediäten

Diätetiker, die jahrelang auf der Achterbahn gefahren sind, schätzen die Komplexität ihres Körpers und ihre Funktionsweise oft nicht mehr. Falsche Prioritäten stellen viele Aspekte der Gesundheit und des Wohlbefindens in den Hintergrund. Dies bedeutet, dass der Körper missbraucht und die Gesundheit beeinträchtigt werden kann, um das perfekte Körpergewicht zu erreichen. (Wie bereits erwähnt, ist *Perfektion* unmöglich zu erreichen.)

Das Absetzen und Starten verschiedener Arten von Diäten belastet das Verdauungssystem sowie lebenswichtige Organe wie Herz und Leber.

Ebenso kann ein Umstieg auf eine restriktive Ernährung schädlich sein. Dies geschieht, wenn ein entmutigter Diätetiker auf der Suche nach dem Geheimnis des Gewichtsverlusts von einer Diät zur nächsten wechselt. Diäten, die eine oder mehrere Lebensmittelgruppen verbieten, können zu Nährstoffmängeln führen und den Körper völlig aus dem Gleichgewicht bringen.

Ein weiterer gefährlicher Effekt bei chronischen Diäten ist die erhöhte Unfähigkeit, die körpereigenen Signale von

Hunger und Fülle zu erkennen. Diejenigen, die *unter dieser diätetischen Nebenwirkung leiden*, berichten, dass sie längere Zeit ohne das Gefühl von Hunger auskommen können. Aber sobald sie wieder anfangen zu essen, gerät ihr Appetit völlig außer Kontrolle.

Die Modeediät ist ihrem Wesen nach ein An-und-Aus-Muster, das, wie bereits erwähnt, die allgemeine Gesundheit in Mitleidenschaft zieht.

Flexible Ernährung

Die flexible Ernährung kann kaum als Diät bezeichnet werden. Im direkten Gegensatz zu Diäten deutet dies eher auf einen *Lebensstil* als auf eine schnelle Lösung hin. Dies bedeutet weniger Stress für den Körper und die Körpersysteme.

Denken Sie daran, dass wir betonten, dass die flexible Ernährung mit Ihren Zielen und Zwecken beginnt und nicht nur mit einer Einheitsdiät.

Was sind also Ihre Ziele? Ist es:

- Gewichtsverlust?
- Gewichtserhaltung?
- Muskel-Toning?
- Muskelaufbau?

Was auch immer es ist, hier fangen Sie an. Von dort aus bewegen Sie sich in die Lebensmittel, die am besten funktionieren, um diese Ziele zu erreichen. Wenn Sie den größten Teil Ihrer täglichen Kalorien (sagen wir 80%) aus zumeist unverarbeiteten, nährstoffreichen Lebensmitteln beziehen, können Sie mit der flexiblen Ernährung die restlichen 20% mit den Ablässen füllen, die Sie lieben. (Eiscreme? Pizza? Schokoladenkekse?) Der Schlüssel ist zu wissen, wie viele Kalorien Sie sich für diesen Tag *leisten* können und in diesem Bereich zu bleiben.

Jetzt können Sie mit der flexiblen Diätmethode so schlank und gesund sein, wie Sie möchten. Keine Schuldgefühle mehr, kein Stress mehr, keine Diäten mehr. Ihr Körper kann sich von der vor- und zurückgehenden Folter einer strengen Diät erholen.

Ihr Geist kann sich auch ausruhen. Und das bringt uns zu unserem nächsten Punkt.

2) Vergleich Ihres Geistes:

Strikte / Modediäten

Menschen, die in der Vertriebsbranche tätig sind, sagen:

„Der verwirrte Verstand sagt immer nein."

Für einen Verkäufer bedeutet dies, dass Sie konzentriert bleiben und die Dinge einfach halten müssen. Vergleichen Sie dies mit der Welt der strengen Diät. Haben Sie jemals eine Welt betreten, die so voller vager Begriffe, widersprüchlicher Annahmen und verwirrender Informationen war? Die Welt der Diät und Gewichtsabnahme ist mit all den oben genannten weit verbreitet. Sie sprechen mit einer Person, die eine bestimmte Diät einhält, und sie glauben fest daran, dass alles, was sie tun (bis zum letzten Stiel Sellerie), der richtige Weg ist, um Dinge zu erledigen.

Sprechen Sie mit einer anderen Person, die sich auf eine andere Art ernährt, und sie sind ebenso überzeugt und religiös in Bezug auf ihre Vorgehensweise.

Das ist so, bis sie entweder 1) elend und gelangweilt von dem ganzen Durcheinander sind oder 2) von einer weiteren Diät hören, die viel besser und effizienter zu sein scheint als die, die sie im Moment einnehmen.

Verwirrung herrscht! Und der verwirrte Verstand sagt immer nein.

Verwirrung bedeutet mangelndes Vertrauen und mangelndes Vertrauen bedeutet mangelndes Engagement. Und da diese beiden Personen ohnehin elend sind, wird das Aufhören umso angenehmer.

Der Geist und die Emotionen haben viel mit dem Prozess der Gewichtsabnahme zu tun. Der bedeutendste Schuldige in diesem Bereich ist die Schuld. Da die meisten Diäten ein System für Misserfolge sind, ist der chronische Dieter nur allzu gut mit der Qual des Misserfolgs vertraut – immer wieder. Wenn Erfolg dabei ist – und manchmal auch –, ist er von kurzer Dauer.

Anstatt, dass Essen einfach nur *Essen* ist, wurde es in einen Feind verwandelt, der besiegt werden muss. Diätetiker werden erschöpft, wenn sie nur an Diät und Gewichtsverlust sowie an die damit verbundenen Ängste denken. Oft kann dies dazu führen, dass sich die Person als Verlierer und Versager sieht. Einer, der „kleiner als" ist. Viele geben auf – nicht nur die Diät, sondern auch sich *selbst*. Depressionen sind oft die Folge.

Sind diese Konsequenzen es wert?

Haben Sie jemals von Treppenstufen-Diäten gehört? Vielleicht haben Sie es erlebt, aber keinen Namen dafür. Was passiert ist Folgendes:

Der Diätetiker macht eine Diät und verliert erfolgreich an Gewicht. Später wird das Gewicht wieder zunehmen und dann etwas. Wenn dies wiederholt vorkommt, wird die akkumulierte Gewichtszunahme fortgesetzt. Damit einher geht die Schande und ein Zustand emotionaler Turbulenzen, die in heftigen Zyklen enden können. Das Gefühl ist, dass sie scheiterten, nur weil sie sich nicht genug Mühe gaben, nicht genug Willenskraft hatten oder nicht das Zeug dazu hatten, daran festzuhalten.

Wieder ist es ein Setup für den Misserfolg.

Flexible Ernährung

Keine der oben genannten Aussagen gilt für flexible Ernährung. Der Achterbahnzyklus von Diät zu Diät ist ein für alle Mal unterbrochen. Weil Sie essen, was für Sie richtig ist, Ihre Essenspräferenzen essen, Nahrungsmittel essen, die Sie genießen, ist das Diät-Elend nicht im Bilde. Schuld und Schande werden ebenfalls beseitigt.

Essen wird wieder zu Essen – so soll es im Leben sein. Sie sind nicht länger in einem Kampf mit genau der Substanz, die benötigt wird, um Sie und Ihre Gesundheit zu erhalten. Dies bringt eine fantastische Menge an Ruhe, Frieden und Freiheit.

Das Essen der Lebensmittel, die für Sie und Ihre Ziele und Zwecke richtig sind, und die Abkehr von Stress, Schuldgefühlen und Scham können Ihrem Leben Jahre hinzufügen. Wie wir alle wissen, kann Stress ein stiller Killer sein. Warum sollten Sie ihm also einen zusätzlichen Platz in Ihrem Leben einräumen?

Hier ist die Aufnahme. Essen Sie Nahrungsmittel, die Sie mögen und genießen. Gleichen Sie Ihre Makronährstoffaufnahme aus. Kalorien einschränken – aber nur mäßig. Wie durch Zauberei ist die psychologische Belastung durch den Versuch, Gewicht zu verlieren, weg. In der Tat wird Abnehmen bequem und angenehm. Klingt nach etwas, mit dem ein Mensch längere Zeit leben könnte, oder?

Bedeutet das, dass Sie niemals ausrutschen werden? Nun, du bist ein Mensch, nicht wahr? Sie gehen mit Freunden essen, und Sie essen mehr als üblich. Nur mit dem Strom schwimmen. Kein Grund, unter Schuld und Scham zu leiden. Arbeiten Sie es einfach in Ihren Plan ein (die Möglichkeit gelegentlicher Ausrutscher) und fürchten Sie es nicht. (Nicht mehr dich selbst verprügeln!)

Ihr Kalorienmangel ist möglicherweise in einen Kalorienüberschuss übergegangen. Ein bescheidener Wahnsinn ist nicht das Ende der Welt. Einfach wieder auf Kurs kommen und weitermachen.

Wenn Sie an den Diätzyklus gekettet sind, hört sich das nach einer anderen Lebensweise an? Du hast recht. Schauen wir uns als nächstes den *Lebensstil* an.

3) Vergleich Ihres Lebensstils:

Strikte / Modediäten

Der Lebensstil des gewohnheitsmäßigen Diätiker, der die strengen Diätpläne verwendet, ist weder angenehm noch ansprechend. Es ist ein Leben voller Angst und Sorge, gemischt mit Anfällen von Misserfolg, Hoffnungslosigkeit und Entmutigung.

Die Person, die in dieser Falle gefangen ist, ist genau das– gefangen; Daher dauern die Zyklen so lange an, und es ist schwer vorstellbar, sich von ihnen zu befreien.

Der erfolglose Diätiker ist in der Regel kein sehr glücklicher Mensch. In der Tat sind viele einfach nur alt und elend. Was für ein Leben ist das? Es ist nicht gut für diejenigen, die versuchen, Gewicht zu verlieren, und es macht wahrscheinlich nicht viel Spaß für diejenigen, die in der Nähe sind. (Das wären Freunde, Familie, Bekannte und Mitarbeiter.) Was ist langweiliger, als das Weinen und Stöhnen über das jüngste Versagen der Ernährung zu hören?

Flexible Ernährung

Vergleichen Sie dies mit dem Lebensstil desjenigen, der die flexible Diätmethode entdeckt hat. Diese Person darf zu einem Firmenessen gehen und nicht dort sitzen und sich ärgern, dass ihre aktuelle Ernährung nicht alles auf der *Speisekarte* gutheißt. Überhaupt nicht. Diese Person kann sich entspannen, weil sie ihre Makronährstoffaufnahme für den Tag kennt und genau weiß, was sie essen kann oder nicht und immer noch auf dem richtigen Weg ist, um ihre Ziele zu erreichen.

Diese Person ist stressfrei (kein Jammern oder Beschweren) und es ist sehr angenehm, in der Nähe zu sein.

Die flexible Diätmethode wird zum *Lebensstil*. Es ist ein Plan, der über Monate – und dann über Jahre – aufrechterhalten werden kann. Kein Setup für Versagen hier. Kein Herunterfallen vom Wagen.

Wie Sie aus den Ausführungen in diesem Kapitel ersehen können, gibt es viele Unterschiede zwischen der strengen (Mode-) Diät und der flexiblen Diät. Im nächsten Abschnitt möchten wir einige der Mythen über flexible Diäten herausfiltern. Ein vollständiges, klares Bild ist unerlässlich.

KAPITEL 4: DIE GRUNDLAGEN VON KALORIEN

„*Alles ist Energie, und dazu ist nicht mehr zu sagen. Wenn du dich einschwingst in die Frequenz der Wirklichkeit, die du anstrebst, dann kannst du nicht verhindern, dass sich diese manifestiert. Es kann nicht anders sein. Das ist nicht Philosophie. Das ist Physik.*" - Albert Einstein

Gewichtsverlust basiert im Kern auf universellen Gesetzen. Es gibt insbesondere ein Gesetz, das erklärt, wie wir abnehmen. Der Körper folgt dem ersten Hauptsatz der Thermodynamik. Die erste Regel besagt einfach, dass Energie weder erzeugt noch zerstört werden kann und wird oft als Energiebilanzgleichung (oder Energiebilanzgesetz) bezeichnet.

$$\Delta U = Q - W$$

(Änderung der inneren Energie) = (Wärme) - (Arbeit)

Diesem Gesetz wird gutgeschrieben, wie viel Gewicht wir verlieren oder zunehmen.

Eine Kalorie ist per Definition eine Einheit der Wärmeenergie. Wenn Sie mehr essen, als Ihr Körper täglich benötigt, müssen Sie an Gewicht zunehmen. Gewichtszunahme bedeutet in der Regel, dass der Körper einen **Kalorienüberschuss** aufweist. Unerwünschte Fettreserven werden auf die übermäßige Aufnahme dieser hoffentlich köstlichen Energieeinheiten zurückgeführt.

Wenn Sie weniger essen, als Ihr Körper täglich benötigt, werden Sie Gewicht verlieren. Abnehmen wird auf ein **Kaloriendefizit** zurückgeführt.

Unser Körper kann auch im Gleichgewicht sein, was bedeutet, dass unser Gewicht gleich bleibt. In diesem Fall befindet sich der Körper auf einem **kalorischen Erhaltungsniveau**.

Bedeutet dies, dass Sie essen können, was Sie wollen, während Sie unter einem Kalorienmangel leiden und trotzdem Gewicht verlieren? Ja, es ist möglich, aber schlecht beraten. Menschen, die dies versuchen, vernachlässigen in der Regel eine bestimmte Makronährstoffversorgung, auf die wir später in diesem Buch näher eingehen werden.

Das Hauptaugenmerk dieses Buches liegt auf dem Abnehmen, insbesondere von Fett, bei gleichzeitigem Kaloriendefizit und nicht im Elend!

Wenn die Energiebilanzgleichung auf Fitness angewendet wird, bedeutet dies einfach Energie (Lebensmittel), die in den Körper eindringt, und Kraft, die den Körper als Arbeit (Training) oder Wärme verlässt.

$$\Delta E = E_{in} - E_{out}$$

(Veränderung des Körpergewichts) = (Energieverbrauch) - (aufgewendete Energie)

Ich bin der Meinung, dass man Gewicht so schnell wie möglich abnehmen sollte! Ich möchte nicht raten (Augenrollen) und hoffe, dass ich in einem Kaloriendefizit bin. Ich habe diesen Ansatz (das Essen von cleanen Lebensmitteln) zur Gewichtsreduktion ausprobiert und ich kann bestätigen, dass es eine Belastung ist. Es gibt keine Notwendigkeit, den Gewichtverlustprozess herauszuzögern. Dieser Ansatz zur Gewichtsreduktion führt normalerweise dazu, dass Menschen aufgrund einer Mischung aus Frustration und enttäuschenden Fortschritten aufhören.

Ich weiß eines mit Sicherheit: Zahlen lügen nicht.

Ein übliches Anliegen für Leute, die mit IIFYM anfangen, ist das Nachdenken über Zahlen oder Mathematik. IIFYM erfordert nur Algebra-Gymnastik, wenn Sie keine IIFYM-freundlichen Apps nutzen. Apps zum Verfolgen von Lebensmitteln wie „MyFitnessPal" (MFP) wurden entwickelt, um das Verfolgen des Lebensmittelkonsums zu einem Kinderspiel zu machen. MFP erledigt das ganze schwere Heben (Mathe) für Sie! Hier ist ein Beispiel:

	Diary	
<	Today	>

2,000	−	0	+	0	=	2,000
Goal		Food		Exercise		Remaining

Schaut vertraut aus? Dies ist die Energiebilanzgleichung in Aktion, die leicht umgestellt wurde.

Am einfachsten starten Sie IIFYM, indem Sie sich bei MFP eintragen, was Sie essen. Wenn Sie möchten, können Sie auch Ihr Training nachverfolgen!

Wir werden MFP als Food-Tracker verwenden, da es die am höchsten bewertete und beliebteste App zur Lebensmittelverfolgung ist, die es gibt. Stellen Sie sich diese App als Tankanzeige in Ihrem Auto vor. Sie möchten nicht mit einer kaputten Tankanzeige von Kalifornien nach Washington fahren. Sie könnten es zu Ihrem Ziel schaffen, aber Sie werden auf dem Weg auf eine Vielzahl unnötiger Hindernisse stoßen.

Um schnell abzunehmen, muss man unbedingt wissen, wie viel Kraftstoff sich im „Tank" befindet. MFP wird Ihre Energie-Tankanzeige sein. Diese praktische App gibt Ihnen einen Einblick, warum Sie Ihrem Ziel näher oder näher kommen. Wenn Sie Ihren gesamten Kalorienverbrauch kennen, sparen Sie möglicherweise Zeit auf Ihrer Reise. Mit anderen Worten, es beseitigt das Raten, und wenn Sie die Zeit so schätzen wie ich, dann ist das Raten etwas, mit dem Sie nicht in Verbindung gebracht werden möchten.

MFP kann auf jedem intelligenten Gerät (iPhone, Android, iPad/Tablet oder auf einem normalen Computer) verwendet werden. Die meisten Menschen verwenden ihr Smartphone, um ihre Nahrungsaufnahme zu verfolgen, da dies die bequemste Option ist, da die Kamera Ihres Telefons ein Barcodescanner sein kann.

Ich zeige Ihnen Schritt für Schritt, wie Sie Ihr Essen und damit Ihre Makros auf einem iPhone nachverfolgen können (die Benutzeroberfläche des MFP ist für alle Smart-Geräte ähnlich und einheitlich). Bevor wir anfangen, ist es Zeit für Sie, Ihren ersten Handlungsschritt zu unternehmen!

Der täglichen Kalorienbedarf Ihres Körpers

Zusätzlich zum Wissen über Kalorien kennt der flexible Diätetiker den Bedarf an Makronährstoffen in Bezug auf Größe, Gewicht und Aktivitätsniveau.

Sobald Sie den täglichen Kalorienbedarf Ihres Körpers kennen, ist der nächste Schritt relativ klar:

- Mehr Kalorien essen= Gewichtszunahme.
- Weniger Kalorien essen = Gewichtsverlust.
- Dieselbe Menge an Kalorien essen = Gewichtserhaltung.

Warum jeder Hauptmakronährstoff wichtig ist

Bevor wir dieses Tutorial zum Berechnen Ihrer Makros verlassen, wollen wir uns die drei Makronährstoffe genauer ansehen und erklären, warum sie wichtig sind:

Kohlenhydrate

Wir brauchen Kohlenhydrate, weil:

- Sie die primäre Brennstoffquelle des Körpers sind.

- leicht vom Körper zur Energiegewinnung genutzt werden können.

- Glukose bereitstellen, die durch Gewebe und Zellen im Körper für Energie verwendet wird.

- Das zentrale Nervensystem, Nieren, Gehirn und Muskeln (einschließlich des Herzens) benötigen Kohlenhydrate, um richtig zu funktionieren.
- Kohlenhydrate sind wichtig für die Darmgesundheit und die Beseitigung von Abfällen.

Eiweiß:

Wir brauchen Eiweiß für:

- Wachstum (besonders wichtig für Kinder, Jugendliche und Schwangere).
- Gewebereparatur.
- Die einwandfreie Funktion des Immunsystems.
- Herstellung wesentliche Hormone und Enzyme im Inneren des Körpers.
- Energie, wenn Kohlenhydrate nicht verfügbar sind.

- Die Erhaltung der Muskelmasse.

Fette:

Fette sind nicht die Schuldigen, die die meisten Diät-Gurus aus ihnen machen. Tatsächlich werden gute Fette zum Überleben benötigt und mindestens 20-35% der Kalorien sollten aus guten Fettquellen stammen. Fette sind notwendig zur:

- Ermöglichung eines gesunden Wachstums und Entwicklung.

- Bereitstellung der konzentriertesten Energiequelle für den Körper.

- Hilft dem Körper, wichtige Vitamine wie A, D, E, K und Carotinoide aufzunehmen.

- Polsterung der inneren Organe.

- Erhaltung der Zellmembranen.

- Bereitstellung von Geschmack, Konsistenz und Stabilität von Lebensmitteln.

Ein kurzer Blick auf diese Listen verdeutlicht, dass wir alle eine Vielzahl von Lebensmitteln benötigen, um gesund zu bleiben. Restriktive Diäten eliminieren naturgemäß einen oder mehrere dieser gesundheitlichen Vorteile.

Denken Sie daran, dass der Körper neben den Makronährstoffen auch täglich eine gesunde Menge Wasser und zusätzliche Mikronährstoffe benötigt. Mikronährstoffe sind die Spurenelemente von Vitaminen und Mineralstoffen, die eine gesunde Ernährung abrunden.

Cardio:

Müssen Sie also, um Ihren Traumkörper zu verwirklichen, stundenlang an geistesgestörten Cardio-Übungen wie Gehen auf dem Laufband oder Treppensteigen teilnehmen?

Die Antwort auf die obige Frage lautet: wahrscheinlich nicht.

Der Hauptzweck der Aerobic-Übungen besteht darin, die Herzfrequenz zu erhöhen, um mehr Kalorien zu verbrennen. Wenn überschüssige Kalorien nicht konsumiert werden, dann ist Cardio nicht erforderlich, es ist so einfach – viele professionelle Bodybuilder sind mit ihrer Kalorienaufnahme so präzise, dass sie nur einen Körperbau auf Wettbewerbsniveau erreichen können (3-4% Körperfett mit Massen von Muskelmasse) allein durch Diät-Manipulation!

Wenn Sie jedoch Ihr Kalorienziel für den Tag überschreiten, kann Cardio ein praktisches Instrument sein, um diese überschüssigen Kalorien auszugleichen. Aber vergessen Sie nicht: „Sie können keine schlechte Ernährung wegtrainieren." Wenn Sie Ihre Kalorien mit dieser Methode berechnen, werde ich Ihnen in diesem Buch näher erläutern, dass Sie kein Cardio mehr machen müssen.

> I personally incorporate small amounts of cardio (in the form of high intensity intervals) into my routine to lose the last few pounds of fat instead of dropping my calories lower once I have recalculated my TDEE. TDEE and calculations will be discussed a bit later on in this book.

Hinweis: Aerobic-Aktivitäten sind fantastisch für die Herz-Kreislauf-Gesundheit, steigern die Leistung im Sport, die Geschwindigkeit und Beweglichkeit usw. Dies liegt jedoch außerhalb des Anwendungsbereichs dieses Buches.

Kalorien:

Was ist eine Kalorie?

Eine Kalorie ist eine Energiequelle. Menschen benötigen Kalorien, um ihr Leben zu erhalten. Wir versuchen ständig, unsere Kalorienaufnahme zu erhöhen und zu verringern, basierend auf unseren Zielen, z. B. wenn eine verbrauchte Kalorie nicht Verwendung findet, wird sie vom Körper umgewandelt und als Fett gespeichert.

Kalorien können aus verschiedenen Makronährstoffquellen stammen. Diese schließen ein:

- **Eiweiß** – 4 Kalorien pro Gramm-Eiweiß dienen als Bausteine für die Muskelmasse.

- **Kohlenhydrate** – 4 Kalorien pro Gramm - unser Körper verwendet Kohlenhydrate als primäre Energiequelle. Kohlenhydrate werden in 2 Unterkategorien aufgeteilt (beide enthalten 4 CAL/Gramm).

- **Einfache Kohlenhydrate** – Dies sind die zuckerhaltigen verarbeiteten Kohlenhydrate, die in Lebensmitteln wie Lutschbonbons, Schokolade und Obst enthalten sind. Einfache Kohlenhydrate werden schnell resorbiert und verursachen einen großen Insulinspiegel.

- **Komplexe Kohlenhydrate** – Diese Kohlenhydrate sind die „cleanen" langsam verdaulichen Kohlenhydrate, die für anhaltende Energie bekannt sind. Komplexe Kohlenhydrate sind in braunem Reis, Süßkartoffeln und Hafer enthalten.

- **Fett** – 9 Kalorien pro Gramm - Gesunde Fette sind für Körperfunktionen wie den Hormonspiegel von entscheidender Bedeutung. Fette werden auch in mehrere Kategorien unterteilt:

- **Gesättigte Fettsäuren** – in Milchprodukten und Fleisch, kann Cholesterin erhöhen.

- **Ungesättigte Fettsäuren** – gefunden in pflanzlichen Ölen, zu Senkung des Cholesterinspiegels.

- **Alkohol** – 7 Kalorien pro Gramm – leere Kalorien (Alkohol enthält keine Makronährstoffe).

Berechnung Ihrer Makronährstoffe

Um Ihre flexible Diät zu beginnen, müssen Sie Ihr tägliches Kalorienziel kennen! Stellen Sie sicher, dass Sie einen

Taschenrechner oder einen Abschluss in Mathematik zur Hand haben. Zur Berechnung dieses Ziels wird die folgende Formel verwendet (bitte beachten Sie die geringfügigen Abweichungen in der Formel für Männer und Frauen):

Basierend auf der extrem genauen Mifflin - St Jeor Gleichung

- MÄNNER: BMR = [9,99 x Gewicht (kg)] + [6,25 x Höhe (cm)] - [4,92 x Alter (Jahre)] + 5

    FRAUEN: BMR = [9,99 x Gewicht (kg)] + [6,25 x Höhe (cm)] - [4,92 x Alter (Jahre)] -161

Die obige Gleichung gibt Ihnen Ihren BMR an – dies ist Ihre Grundumsatzrate. Mit anderen Worten, die Anzahl der Kalorien, die Ihr Körper benötigt, um in Ruhe zu funktionieren.

Anschließend multiplizieren Sie den BMR mit einer Aktivitätsvariablen, um Ihren TDEE (Täglicher

Gesamtenergieverbrauch) zu erhalten. Dieser Aktivitätsfaktor ist die Lebenshaltungskosten und basiert auf mehr als nur Ihrem Training. Dazu gehören auch Arbeit/Lebensstil, Sport und die thermogene Wirkung von Lebensmitteln (notwendigerweise die Menge an Energie, die beim Verdauen von Lebensmitteln verbraucht wird).

Die durchschnittlichen Aktivitätsvariablen sind wie folgt:

- 1,2 = Sitzend - Wenig oder keine Bewegung + Schreibtischjob

- 1,3-1,4 = Leicht Aktiv - Kleine tägliche Aktivität und leichte Bewegung 1-3 Tage pro Woche

- 1,5-1,6 = Mäßig Aktiv - Mäßig aktiver Alltag und moderate Bewegung 3-5 Tage pro Woche

- 1,7-1,8 = Sehr Aktiv - Körperlich anstrengende Lebensweise und hartes Training oder Sport 6-7 Tage pro Woche

- 1,9-2,0 = Sehr aktiv - Harte tägliche Bewegung oder Sport und körperliche Arbeit

Im Folgenden sind einige Beispiele für diese Berechnung korrekt durchgeführt:

Männlich

- 90kg männlich - 21 Jahre alt - 187cm groß - Schreibtisch-Job, minimale Bewegung

- [9.99 90] + [6,25 187] - [4,92 21] - 5 Aktivitätslevel 1,2 = 2.350 Kalorien

- 70kg männlich - 18 Jahre alt - 170cm - körperliche Arbeit, viel Bewegung

- [9,99 70] + [6,25 170] - [4,92 18] - 5 Aktivitätslevel 1,7 = 2.852 Kalorien

Weiblich

- 65kg weiblich - 28 Jahre alt - 140 cm - Schreibtisch-Job, minimale Bewegung

    [9,99 65] + [6,25 140] - [4,92 28] - 161 Aktivitätslevel 1,2 = 1500 Kalorien

- 55kg weiblich - 18 Jahre alt - 150cm - mäßig aktiv

    [9,99 55] + [6,25 150] - [4,92 18] - 161 Aktivitätslevel 1,5 = 1414 Kalorien

Alternativ können Sie einen Online-Rechner verwenden, der auf der Mifflin-St-Jeor-Gleichung basiert. Wenn Sie lediglich „*Mifflin-St-Jeor-Gleichung Rechner*" googeln, erhalten Sie mehrere Online-Rechner.

KAPITEL 5: ZIELBASIERTER KALORIENVERBRAUCH

Nachdem Sie Ihren TDEE (Total Daily Energy Expenditure) berechnet haben, müssen Sie bestimmen, was Ihr Ziel ist. Möchten Sie Ihren aktuellen Zustand beibehalten? Möchten Sie Fett verlieren? Möchten Sie Muskeln aufbauen?

Der größte Fehler bei der Entscheidung, Gewicht zu verlieren, besteht darin, in eine Hunger- oder Crash-Diät zu verfallen. Wenn Sie auf 1000 ~ Kalorien pro Tag fallen, werden Sie zunächst beeindruckend abnehmen. Dies wird zu Stoffwechselschäden führen (der Prozess Ihres Körpers senkt schnell seinen Stoffwechsel und die Rate, mit der Kalorien aufgrund der minimalen Menge an Nahrung, die er erhält, verbrannt werden, meist im Überlebensmodus). Und Sie wissen es bereits: Die einzige Möglichkeit, einen beschädigten Stoffwechsel zu reparieren, besteht darin, langsamer zu essen. Crash-Diäten sind nicht nachhaltig – tun Sie es nicht.

- Für Gewichtsverlust – verbrauchen Sie 500 Kalorien unter Ihrem TDEE pro Tag.

- Für Muskelzunahme - verbrauchen Sie 500 Kalorien über Ihrem TDEE pro Tag.

- Zur Aufrechterhaltung - verbrauchen Sie jeden Tag die genaue Anzahl der Kalorien wie Ihrem TDEE.

Wenn sich Ihr Fortschritt verlangsamt, ist es an der Zeit, Ihren TDEE mit derselben Formel neu zu berechnen, die Sie zuvor verwendet haben (siehe oben), da Sie nun feststellen werden, dass sich Ihr TDEE geändert hat! Wenn Sie Magermasse hinzufügen, erhöht sich Ihr TDEE erheblich. Wenn Sie anfangen, Gewicht zu verlieren, werden Sie bemerken, dass Ihr TDEE abgenommen hat (und deshalb essen Sie nach einem Monat nur 200 Kalorien unter Ihrem TDEE anstatt der 500 Kalorien, die Sie ursprünglich unter verbraucht haben).

> Note: I personally recalculate TDEE on a monthly basis; I recommend you do the same.

Kalorienaufschlüsselung der Makronährstoffe:

Nachdem wir Ihr Kalorienziel festgelegt haben und festgestellt haben, dass Sie unabhängig davon, welche Lebensmittel Sie wählen, um diesen magischen Kalorienwert zu erreichen, essen können, ist es wichtig, ein genaues Verhältnis von Eiweiß, Kohlenhydraten und Fetten zu entwickeln, um sie zu konsumieren.

Für eine optimale Leistung beim Sport- und Krafttraining (und um Ihren Appetit im Zaum zu halten) empfehle ich, mindestens 30% Ihrer täglichen Kalorien aus Eiweiß zu sich zu nehmen, während die restlichen 70% aus einer Aufteilung der Kalorien und Fette stammen.

Sie werden feststellen, dass in den unten aufgelisteten Standard-Makronährstoffsplits der Prozentsatz der aus Fett gewonnenen Kalorien nicht unter 20% fällt. Dies liegt daran, dass Hormone zusammen mit anderen Fettmolekülen aus Cholesterin aufgebaut werden. Wenn Sie den Fettkonsum verringern, können Sie Ihren gesunden Hormonspiegel senken. Warum ist das ein Problem, fragen Sie? Denn diese Hormone fördern das Wachstum und die Entwicklung Ihres Körpers, Ihres Stoffwechsels, Ihres Fortpflanzungssystems und Ihrer Stimmung. Eine geringe Fettaufnahme führt zu einem Mangel an essentiellen Fettsäuren und erhöht das Krebsrisiko erheblich.

Obwohl Sie, wie bereits erwähnt, Fett verlieren, indem Sie nur weniger als Ihre TDEE-Kalorien zu sich nehmen und an Gewicht zunehmen, indem Sie mehr als Ihre TDEE-Kalorien zu sich nehmen, würde ich einen eiweißreichen Ansatz sehr empfehlen. Wenn Sie Ihre Eiweißaufnahme vernachlässigen, werden Sie keine schlanken Muskeln aufbauen und behalten. Durch eiweißreiche Mahlzeiten fühlen Sie sich im Gegensatz zu kohlenhydrat- und fettreichen Mahlzeiten auch länger satter.

Hinweis: Bei einer Aufschlüsselung der Makronährstoffe lautet die aufgeführte Reihenfolge Protein: Kohlenhydrate: Fett

Die gängigsten Makronährstoffaufspaltungen sind:

30E:50K:20F

Mäßig proteinreich, kohlenhydratreich, fettarm. Wird oft verwendet, um Masse aufzubauen oder wenn eine Aufbauphase durchgeführt wird.

35E:40K:30F

Mäßig proteinreich, mäßig kohlenhydratreich, fettreicher als gewöhnlich. Dies ist eine einigermaßen gleichmäßige Aufteilung der Makronährstoffe, und ich würde diese Art der Aufteilung der Makronährstoffe empfehlen, wenn Sie Ihre aktuelle Körperzusammensetzung beibehalten wollen.

40E:40K:20F

Proteinreich, kohlenhydratreich und fettarm. Der am häufigsten verwendete Makronährstoffsplit, der heutzutage von Bodybuildern und Fitnessbegeisterten verwendet wird,

wird sowohl für den Fettabbau als auch für die Zugabe von fettfreier Muskelmasse verwendet, indem lediglich die Anzahl der verbrauchten Kalorien angepasst wird.

50E:30K:20F

Proteinreich, kohlenhydratarm, fettarm.

Diese Aufteilung der Makronährstoffe wird häufig für Diäten zum kontinuierlichen Fettabbau verwendet, da der hohe Proteingehalt das individuelle Gefühl zwischen den Mahlzeiten recht voll und zufrieden hält. Bei diesem niedrigen Kohlenhydratgehalt sind Nachspeisen erforderlich (dies wird im Buch später erläutert).

35E:60K:5F

Mäßiges Protein, viel Fett, wenig Kohlenhydrate.
Eine Diät, die aus diesen Makronährstoffen besteht, wird als „ketogene Diät" bezeichnet. Der Hauptzweck dieser Diät besteht darin, den Körper so einzustellen, dass Fett als

primäre gespeicherte Energiequelle im Gegensatz zu Kohlenhydraten verwendet wird - wenn der Körper in diesen Zustand eintritt (der mehrere benötigt) Tage), ist es in einem Zustand der Ketose. Aufgrund der bereits erwähnten Hormonsuppression, die bei fettarmen Diäten auftritt, würde ich es nicht empfehlen, diese Art der Makronährstoffabbau zu befolgen. Die Auswahl an Nahrungsmitteln reicht auch nicht aus, um im Wesentlichen Fleisch, Nüsse und eine kleine Portion Gemüse zu essen, was den Zweck einer flexiblen Diät zunichte macht.

Personal Note:

I follow a 40:35:25 macronutrient breakdown.

For example — I am currently consuming 2800 calories to trim the last bit of body fat; my daily macronutrient breakdown is 280 grams of protein per day, 245 grams of carbohydrates per day and 78 grams of fats per day.

Erforderliche Makronährstoffe:

Ballaststoff

Ballaststoffe sind ein essentieller Makronährstoff, den unser Körper zur Unterstützung der Verdauung benötigt. Eine „cleane Ernährung" umfasst viele Lebensmittel mit hohem Ballaststoffgehalt. Eine flexible Ernährung ist jedoch ebenso wichtig, um den Ballaststoffbedarf zu decken.

Frauen müssen 22 – 28 Gramm Ballaststoffe pro Tag anstreben.

Männer müssen 28 - 34 Gramm Ballaststoffe pro Tag anstreben.

Auf dem Markt ist eine Reihe von Ballaststoffenzusätzen erhältlich. Diese sind jedoch (wie der Name schon sagt) nur eine Ergänzung zu Ihrer regulären Ballaststoffaufnahme. Zu den ballaststoffreichen Lebensmitteln gehören

Vollkornprodukte, Obst und Gemüse (Hinweis: Dies sind alle Formen von Kohlenhydraten).

Refeeds

Was ist ein Refeed?

Wenn Sie sich auf eine Reise zum Fettabbau begeben, indem Sie eine flexible Diät einhalten (oder irgendeine Art von Diät!), ist es von größter Wichtigkeit, strukturierte Refeeds einzubeziehen. Bitte beachten Sie, dass dieser Abschnitt irrelevant ist, wenn Sie beabsichtigen, einem Kalorienüberschuss zu folgen, um an fettfreier Masse zu gewinnen. Ein strukturierter Refeed ist ein 24-Stunden-Zeitraum, in dem Sie Ihre Makronährstoff-Aufteilung drastisch verändern, nachdem Sie ein Kaloriendefizit hatten (weniger Kalorien verbrauchen als Ihr TDEE).

Warum ist ein Refeed unerlässlich?

Ein Refeed wird Ihren Stoffwechsel ankurbeln und die Wiederherstellung Ihres Leptinhormonspiegels unterstützen – Leptin ist der König aller Fettverbrennungshormone. Wenn Sie unter einem Kaloriendefizit leiden, sinkt Ihr Stoffwechsel (was bedeutet, dass weniger Kalorien verbrannt werden), und Ihr Leptinhormonspiegel, da der Körper versucht, Körperfett zu sparen. Dies ist ein Sicherheitsmechanismus für den Körper.

Wir müssen verstehen, dass unser Körper gegen Veränderungen resistent ist, egal wie unsere aktuelle Körperzusammensetzung aussieht – unser Körper möchte sich nicht verändern. Der menschliche Körper möchte kein Fett verlieren. Er will einfach nur überleben. Wenn Sie weniger als TDEE (Total Daily Energy Expenditure) zu sich nehmen, wird Ihr Körper gezwungen, den Stoffwechsel zu verlangsamen, was zu einer geringeren Kalorienaufnahme führt, um kontinuierlich Körperfett zu verbrennen.

Wenn sich der Stoffwechsel verlangsamt und der Leptinspiegel sinkt, wird es viel schwieriger, überschüssiges Körperfett zu verbrennen. Daher regt die Einbeziehung eines

Nachspeisetages in Ihre Ernährung Ihren Körper dazu an, Fett mit einer konstanten Rate zu verbrennen.

Je schlanker Sie sind, desto häufiger müssen Sie nachfüllen. niedrigeres Körperfett = niedriger Leptinspiegel. Dies basiert auf dem Körperfettanteil; Wie Sie dies berechnen, erfahren Sie im folgenden Abschnitt.

Body fat Percentage	Frequency of Refeed
Over 20%	Monthly
15 – 20%	Fortnightly
10 – 15%	Weekly
Under 10%	Twice Weekly

Refeed-Frequenz

Informationen zum Refeed-Timing finden Sie in der folgenden Tabelle:

Kohlenhydrataufnahme während eines Refeeds

Ich empfehle Ihnen, an Ihrem strukturierten Refeed-Tag die Protein- und Fettaufnahme wie an jedem anderen Tag zu belassen. Verdoppeln Sie jedoch Ihre

Kohlenhydrataufnahme für diesen Zeitraum von 24 Stunden. Dies wird Sie ein wenig über Ihre täglichen Erhaltungskalorien bringen, aber es wird langfristige Vorteile haben (wie oben besprochen).

Hier ist ein Beispiel für meine regelmäßige Kalorienaufnahme:

- 2800 Kalorien (500 unter meinem TDEE)

- 280 Gramm Eiweiß

- 245 Gramm Kohlenhydrate

- 78 Gramm Fett

Hier ist meine typische Kalorienzufuhr auf einem strukturierten Refeed-Tag:

- 3780 Kalorien (580 Kalorien über meinem TDEE)

- 280 Gramm Eiweiß

- 490 Gramm Kohlenhydrate

- 78 Gramm Fett

Wie wir bereits angesprochen haben, ist ein Kohlenhydrat ein Kohlenhydrat – Sie können diese zusätzlichen Kohlenhydrate aus einer beliebigen Quelle ableiten, unabhängig davon, ob sie einfach oder komplex sind. An einem Refeed-Tag gönne ich mir normalerweise Hafer, Eis, Pfannkuchen, Bananen und Nudeln, da diese alle sehr reich an Kohlenhydraten sind.

KAPITEL 6: TIMING VON MAHLZEITEN

Ich bin mir sicher, dass Sie das schon einmal gehört haben: Um Ihre Fitnessziele zu erreichen, müssen Sie eine größere Anzahl kleinerer Mahlzeiten zu sich nehmen (zum Beispiel 5 bis 6 Mahlzeiten pro Tag). Dies, zusammen mit sauberem Essen, wird von Ernährungswissenschaftlern und Personal Trainern stark gepredigt.

Was wäre, wenn ich Ihnen sagen würde, dass die Häufigkeit der Mahlzeiten und das Timing der Nährstoffe überhaupt keine Rolle spielen? Oder dass 6-mal tägliches Essen keinen Einfluss auf Ihren Stoffwechsel oder Ihre Stoffwechselrate hat? Dass Sie Kohlenhydrate direkt vor dem Schlafengehen essen können und nicht fett werden?

Wenn ich zuerst darüber nachdenke, hört es sich vielleicht so an, als würde ich das alles erfinden. Sichere Nahrungsaufnahme vor dem Schlafengehen wird so fett gespeichert, wie Sie nicht aktiv trainieren, um diese Kalorien zu verwerten. Unser Körper funktioniert jedoch nicht so – er betrachtet ständig das Gesamtbild, die Kalorien/ Makronährstoffe, die wir über einen Zeitraum von 24 oder 48 Stunden verbrauchen. Ihr Körper bricht häufig zusammen und repariert sich selbst, speichert und oxidiert Nährstoffe.

Es ist schwierig, Ihre Meinung zu einem Aspekt der Fitness, der ständig gepredigt wird, sofort zu ändern, aber ein Paradigmenwechsel ist erforderlich - Einzelpersonen verbringen viel zu viel Zeit mit Stress über den Zeitpunkt ihrer Mahlzeiten und wie viele sie pro Tag konsumieren, anstatt sich auf die meisten zu konzentrieren wichtiger Aspekt der Diät.

<u>Essen Sie, was Sie wollen, wann Sie wollen - solange Sie Ihr Kalorienziel treffen.</u>

In einer Studie über den „Einfluss der Nahrungsaufnahme auf den menschlichen Energiestoffwechsel" heißt es:

Fett verlieren, nicht Gewicht

Bevor wir uns eingehender mit den folgenden Abschnitten befassen, müssen wir unbedingt die Begriffe Gewichtsverlust und Fettabbau klären.

Gewichtsverlust ist eines der lukrativsten Themen, die es gibt. Die Mehrheit der Menschen gibt an, dass sie Gewicht oder Fett verlieren möchten, indem sie austauschbar zwischen diesen beiden Schlüsselwörtern wechseln. Wenig wissen sie, dass es einen großen Unterschied zwischen den beiden gibt.

Gewichtsverlust bezieht sich auf Ihr gesamtes Körpergewicht. Dies ist die Summe aus Knochen, Muskeln, Organen, Wasser und Fett.

Fettabbau bezieht sich auf die Menge an Fett, die Sie auf Ihrem Körper tragen, gemessen als Prozentsatz Ihres gesamten Körpergewichts.

Wenn über Gewichtsverlust gesprochen wird, können Sie sicher jetzt sehen, dass dies in der Tat eine Referenz für Menschen ist, die Fett verlieren möchten. Im Abschnitt

„Fortschritt verfolgen" unten zeige ich Ihnen, wie Sie den Fortschritt Ihres Fettabbaus genau einschätzen können, wenn dies tatsächlich Ihr Ziel ist.

Das Hauptproblem bei der Erörterung von „Gewichtsverlust" ist, wie unzuverlässig er ist. Ihr Gesamtgewicht schwankt täglich je nach Magen-, Darm- und Blaseninhalt, Wasserverlust und Wassereinlagerungen. Bei einer hohen Kohlenhydrataufnahme wird Wasser gebunden (daher führt eine kohlenhydratarme/kohlenhydratfreie Ernährung anfangs zu einer beeindruckenden Gewichtsreduktion, da Sie nicht mehr annähernd so viel Wasser zurückhalten). Muskelabbau und -zuwachs sowie Fettabbau und -zuwachs spielen ebenfalls eine wichtige Rolle. Die Forscher bezeichnen diejenigen, die leicht abnehmen, es aber schwieriger finden, an Gewicht zuzunehmen, als Verschwender, diejenigen, die leicht an Gewicht zunehmen können, aber eher ein Problem haben, an Gewicht zu verlieren, als an Sparsamkeit – dies hängt mit den Körpertypen zusammen.

Nachhaltigkeit einer flexiblen Ernährung

Wie nachhaltig ist eine flexible Diät? Können Sie kontinuierlich köstliche Lebensmittel Ihrer Wahl essen und konsequent Fortschritte erzielen?

Na sicher! Flexible Diäten / IIFYM funktionieren so lange, wie Sie Ihr Kalorien-/Makronährstoffziel erreichen und Ihren TDEE regelmäßig neu berechnen. Wenn Sie jedoch über einen längeren Zeitraum eine flexible Diät einhalten möchten, müssen einige Punkte beachtet werden;

- Die kontinuierliche Gewinnung Ihrer Kohlenhydrate aus einfachen Zuckern kann zu gesundheitsschädlichen Zuständen führen, wie z. B. einem erhöhten Blutzuckerspiegel (der zu Diabetes führen kann), hohem Blutdruck und vielem mehr. Ich werde regelmäßig von meinem örtlichen Hausarzt untersucht, um sicherzustellen, dass sich alle Werte in einem gesunden, normalen Bereich befinden.

- Wenn Sie nicht eine Vielzahl von Gemüsen in Ihre Ernährung aufnehmen, betone ich weiterhin, wie wichtig es ist, Ihre täglichen Vitamine und Mineralien durch die Ergänzung eines Multivitamins zu erhalten.

- Stellen Sie sicher, dass Sie Ihre Ballaststoffaufnahme für den Tag erreichen, bevor Sie alle Ihre Kohlenhydrate verbrauchen.

- Sie sollten Ihre Mahlzeiten basierend auf Ihrem Trainingsplan einplanen. Sie sollten 60 – 90 Minuten vor dem Training eine Mahlzeit vor dem Training einnehmen, die Protein und komplexe Kohlenhydrate zur Energiegewinnung enthält. Unmittelbar nach dem Training ist der ideale Zeitpunkt, um einfache Kohlenhydrate (Schokolade, Lutscher usw.) zu konsumieren, um Ihre Glykogenspeicher wieder aufzufüllen (die jetzt von stressigen Übungen befreit sind). Sie werden dadurch keinen zusätzlichen Gewichtsverlust/-zuwachs erzielen. Für die Gesamtenergie und Erholung ist jedoch die Ernährung vor und nach dem Training von entscheidender Bedeutung.

- Der Hauptzweck von IIFYM ist es, die gewünschte Körperzusammensetzung zu erreichen. Im Gegensatz zu sauberem Essen wird die allgemeine Gesundheit des Herzens oder der Organe nicht betont.

Aus gesundheitlicher Sicht lohnt es sich daher, die Theorie und die Prinzipien von IIFYM in Ihre Ernährung einfließen zu lassen, anstatt zuckerhaltige Lutscher als primäre Kohlenhydratquelle zu essen.

KAPITEL 7: MFP-FUNKTIONEN FÜR IIFYM-ERFOLG

„Sie werden Ihr Leben niemals ändern, bis Sie etwas ändern, was Sie täglich tun. Das Geheimnis Ihres Erfolgs liegt in Ihrem Tagesablauf."- John C. Maxwell

Letztendlich sind es die Menschen, die ihre Nahrungsaufnahme regulieren, die die größten Erfolge bei ihren Reisen zum Fettabbau erzielen. Ich halte es nicht einmal mehr für problematisch, Essen einzuloggen. Sobald Sie anfangen, Fortschritte mit IIFYM zu sehen, verwandelt sich der „Ärger" von einst in eine Gewohnheit.

Der Preis für das, was alle anderen tun, ist einfach: wenig bis gar kein Fortschritt beim Abnehmen und Rückkehr zu alten Gewohnheiten. Natürlich ist es einfacher, gesundes Essen zu sich zu nehmen und es zu kochen oder in manchen Fällen Reste aufzuwärmen. Dies ist der Ansatz, den die meisten Menschen verfolgen.

Ich möchte, dass Sie langfristig erfolgreich sind, und dazu müssen Sie sich in der Fitness oder einem anderen Bereich des Lebens neue Gewohnheiten aneignen. Denken Sie beim Lesen dieses Kapitels daran, dass Sie einen Prozess erlernen, der Sie zum Endziel führt, wenn Sie sich verpflichten.

Zeit sparen mit Mahlzeiteneinträgen

Als ich anfing, mein Essen zu tracken, wollte ich nicht jedes Mal über Zahlen nachdenken, wenn ich essen wollte. Was mir aufgefallen war, ist, dass das Messen von Lebensmitteln (in Unzen, Gramm, Tassen, Esslöffeln usw.) nicht so schlecht war, als Sie einen Speiseplan erstellt haben, der genau auf Sie zugeschnitten ist. Ein Thema, das in Kürze auftaucht. Kombinieren Sie einen Speiseplan mit den Protokollierungsfunktionen von MFP und die Nachverfolgung wird extrem einfach.

Mit MFP können Sie problemlos nachverfolgen, was Sie essen, da eine Verlaufsdatenbank (ähnlich einer Internet-Browserverlaufsdatenbank) der Lebensmittel erstellt wird, die Sie in der Vergangenheit gegessen haben. Eine in MFP integrierte Datenbank ist großartig, da sie frühere Lebensmitteleinträge schnell abruft und problemlos zu jeder von Ihnen ausgewählten Mahlzeit hinzugefügt werden kann.

Eine hervorragende Abkürzung für MFP ist die Funktion *Smart Copy*, mit der Sie Probleme bei der Lebensmittelverfolgung vermeiden können. Die Funktion *Smart Copy* spart Ihnen die meiste Zeit, wenn Sie einen Speiseplan haben oder regelmäßig jeden Tag die gleichen Mahlzeiten zu sich nehmen. Damit können Sie schnell das, was Sie gestern (oder X Tage zuvor) gegessen haben, zur entsprechenden Mahlzeit des heutigen Tages hinzufügen. Sie tun dies mit einem Fingerstreich.

Führen Sie die folgenden Schritte aus, um die Funktion *Smart Copy* zu aktivieren. Die Schritte sollten auch ein gutes Beispiel dafür sein, wie dieser Prozess aussieht.

Schritt 1: Wählen Sie ••• *Mehr*

Schritt 2: Wählen Sie Turn On Smart Copy

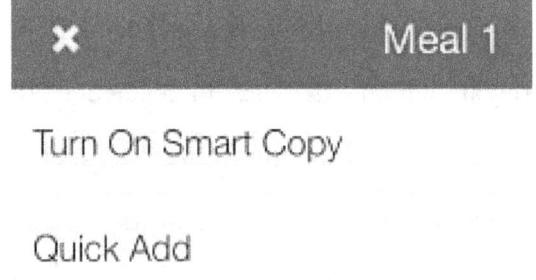

Schritt 3: Wischen Sie nach rechts, um hinzufügen

> **Meal 1**
>
> Yesterday's Meal 1, 318 calories
> Swipe right to add
>
> ＋ Add Food   ••• More

So einfach ist das. Sie können diese Funktion für jede gewünschte Mahlzeit aktivieren oder deaktivieren. Abhängig von Ihrer tatsächlichen Situation müssen Sie möglicherweise anpassen, was kopiert wird. Manchmal möchten Sie vielleicht ein bestimmtes Lebensmittel hinzufügen oder entfernen, das am Vortag kopiert wurde. Sie können genehmigen, was kopiert wird und was nicht.

Speisepläne: Der einfachste Weg, MFP zu verwenden

Ernährungspläne erfordern ein wenig anfängliche Arbeit, um sie einzurichten. Aber sobald Sie eines haben, ist es geschafft und es ist, als würden Sie sich in den Fettverbrennungs-Autopilotenmodus versetzen.

Betrachten Sie es als eine bessere Herangehensweise, als sich alle paar Stunden jeden Tages fragen zu müssen: „Okay, konsistent... was werde ich heute essen?" Nehmen Sie sich Zeit, um einen Ernährungsplan zu erstellen und sich von solchen Entscheidungen zu befreien.

Schauen Sie sich einen von mir erstellten Ernährungsplan an:

Mahlzeit 1:

- Hühnerbrust (~ 8-9 oz. Rohgewicht)
- Rote Kartoffeln (~ 15-16 oz.)
- 2 ganze Eier
- 85 Gramm Brokkoli (gefroren gewogen)
- Leichte Butter (14 g)
- Dunkle Schokolade (1-2 Stücke)

Mahlzeit 2:

- Hühnerbrust (~ 8-9 oz. Rohgewicht)
- Linsenbohnen (1 Tasse)
- Brauner Reis (1 Tasse)
- 1 Ei
- 85 Gramm Brokkoli (gefroren gewogen)
- Leichte Butter (7 Gramm)

Mahlzeit 3:

- Fettreduzierter Hüttenkäse (1/2 Tasse)
- Whey Protein (1 Schaufel)
- Erdnussbutter (4 Gramm)
- Quaker Haferflocken (10 Gramm)
- Banane (40 Gramm in Scheiben)
- Stevia-Paket
- Walden Farm Zero-Calorie Schokoladen-Sirup

Wie Sie sehen, esse ich nur drei Mahlzeiten am Tag und überspringe das Frühstück. Dies ist ein intermittierendes Fastenbeispiel für die Essensplanung, aber nichtsdestotrotz ein Ernährungsplan. Übrigens, IIFYM und intermittierendes Fasten ergänzen sich wunderbar, aber das ist ein Thema für ein zukünftiges Buch.

Das Tolle an Ernährungsplänen ist, dass Sie sie auf Ihre Bedürfnisse zuschneiden können. Ob drei, vier, fünf oder sechs Mahlzeiten am Tag! Ihre Auswahl an Lebensmitteln ist Ihre Entscheidung, solange Sie Ihre täglichen Makros treffen. Seien Sie strategisch in Bezug auf die Lebensmittel, die Sie auswählen. Stellen Sie sicher, dass Sie in jeder Mahlzeit nahrhafte, dichte Lebensmittel zu sich nehmen, um die Sättigung zu gewährleisten. Sie können Leckereien in Ihr tägliches Makrolimit aufnehmen. Beachten Sie, dass Sie sich höchstwahrscheinlich nicht satt fühlen, wenn sie über Ihren gesamten Speiseplan verteilt sind. Ich empfehle Ihnen, Ihren täglichen Genuss neben einer Mahlzeit zu sich zu nehmen.

Eine einfache Möglichkeit, einen Ernährungsplan zu erstellen, besteht darin, die Lebensmittel, die Sie gerne essen, zu ermitteln und auf die Anzahl der Mahlzeiten zu verteilen, die Sie täglich essen möchten. Sie können Lebensmittel verwenden, die Sie bereits zu Hause haben, und die Nährwerte (Makros) überprüfen. Scannen oder suchen Sie einfach Lebensmittel in MFP und erstellen Sie einen Speiseplan, der zu Ihren Makros passt. Das Erstellen eines Ernährungsplans nimmt Zeit in Anspruch. Nehmen Sie sich also etwas Zeit, um diese Aufgabe zu erledigen. Normalerweise beginne ich diesen Prozess, indem ich meinen Plan aufschreibe und dann den endgültigen Ernährungsplan in eine schöne Tabelle übertrage.

Zum Essen ausgehen (Nährwertangaben verfügbar)

Nur weil Sie sich ein Fitnessziel gesetzt haben, um Ihre Gesundheit und Ihren Lebensstil zu verbessern, müssen Sie nicht darauf verzichten, auswärts zu essen. Ein solcher Kompromiss wäre absurd. An Tagen, an denen ich essen gehe, plane ich gerne.

MFP hat eine beeindruckende Funktion namens *Neues Lebensmittel* erstellen unter *Meine Rezepte und Lebensmittel* im Hauptmenü.

Sie können diese Funktion nutzen, indem Sie schnell bei Google recherchieren, an welchem Ort Sie zu Abend essen werden. Mit der Funktion *Neues Lebensmittel erstellen* können Sie die Kalorien (und Makros) eingeben, die Sie in Ihrer Google-Forschung gefunden haben. Bei diesem natürlichen Vorgang werden die Nährwertinformationen gegoogelt und die Informationen in Ihrem MFP-Tagebuch konfiguriert.

Wenn Sie im Restaurant nicht nach Nährwertinformationen fragen möchten, sollten Sie vor dem Essen schnell nachforschen (der Einfachheit halber werde ich das Wort *Restaurant* verwenden, um traditionelle Restaurants und Fast-Food-Restaurants gleichermaßen zu beschreiben).

Haben Sie ein Restaurant im Sinn?

Gut, schauen Sie sich das folgende Beispiel an. Es ist ein Beispiel dafür, wie ich in MFP einen neuen Menüeintrag für ein mexikanisches Chipotle-Grill-Menü erstelle:

Schritt 1: Google: „*Restaurant*" + *Nährwerte*

Google   chipotle nutrition

Schritt 2: Wählen Sie die Option Ernährungsrechner, wenn verfügbar

Nutrition Calculator - Chipotle
https://www.chipotle.com/nutrition-calculator ▼ Chipotle Mexican Grill ▼
Chipotle Mexican Grill, USA, Canada and UK, Burritos, Tacos and more. Food With
Integrity

Hinweis: Einige Restaurants werden nur Nährwerte haben und nicht einen Rechner. Dies variiert von Website zu Website

Schritt 3: Wählen Sie Ihre Mahlzeit

NUTRITION CALCULATOR

SELECT A MEAL TO BEGIN YOUR CALCULATION

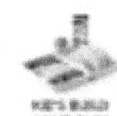

Schritt 4: Wählen Sie Ihre Zutaten

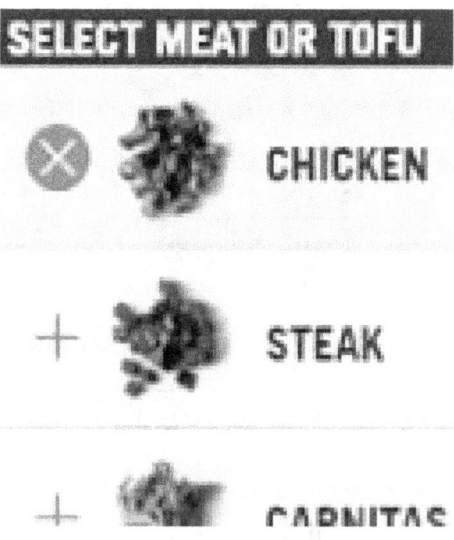

Schritt 5: Überprüfen Sie die Nährwertsumme: Kalorien und Makronährstoffe

TOTALS

SERVING SIZE (OZ)	18.5
CALORIES	650
CALORIES FROM FAT	210
TOTAL FAT (G)	22.5
SATURATED FAT (G)	11
TRANS FAT (G)	0
CHOLESTEROL (MG)	163
SODIUM (MG)	1385
CARBOHYDRATES (G)	81
DIETARY FIBER (G)	15
SUGAR (G)	4
PROTEIN (G)	44

Schritt 6: Erstellen eines neuen Lebensmittel in MFP und füllen Sie die Details aus

6a)

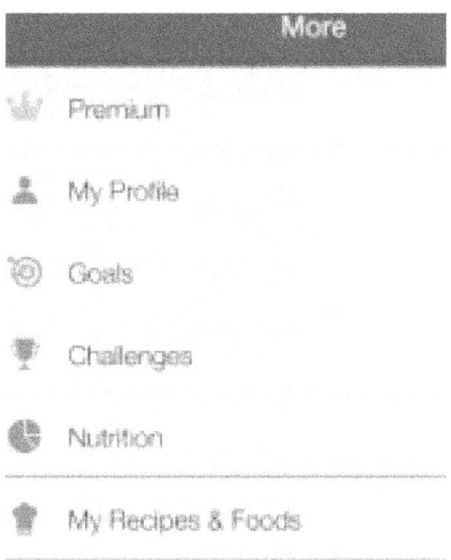

6b)

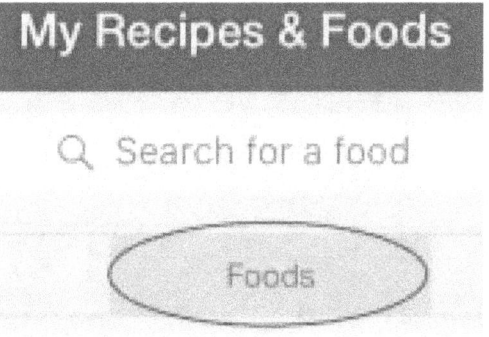

6c)

✗   **Create Food**   →

Brand Name
Optional   Chipotle

Description
Required   Chicken Burrito Bowl w/ Usual

Serving Size
Required   1 Taco Bowl

Servings per container
Required   1

Schritt 7: Füllen Sie Nährwertangaben aus. (Aus Schritt 5)

7a)

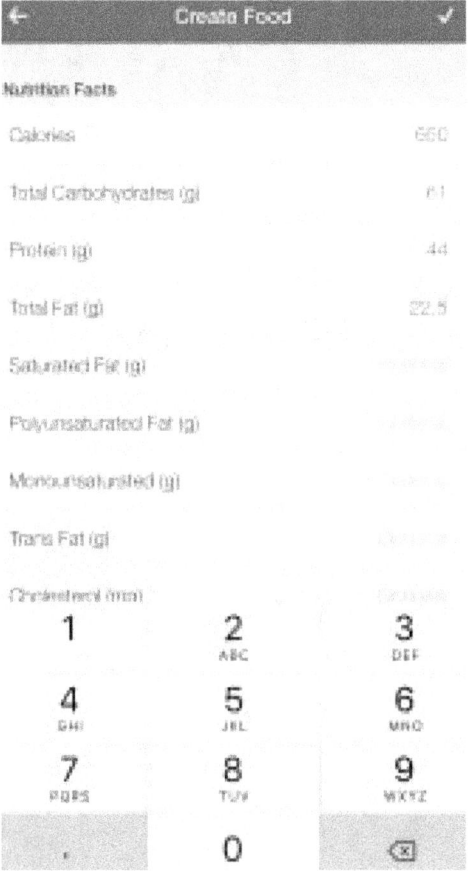

7b)

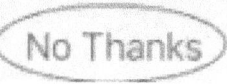

7c)

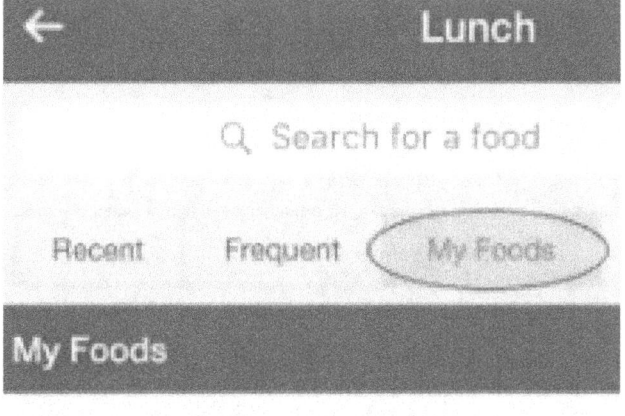

Das ist großartig, jetzt kann ich zu jedem meiner Mahlzeiten eine Hähnchen-Burrito-Bowl von Chipotle hinzufügen, wann immer ich mich entscheide, dort wieder zu essen. Wenn ich das nächste Mal bei Chipotle auswärts esse, muss ich den obigen Vorgang nicht wiederholen! Sie können diese Methode für jede Mahlzeit im Restaurant verwenden, die Sie genießen.

Leider bietet nicht jedes Restaurant benutzerfreundliche Online-Ernährungsrechner wie die Website von Chipotle. In den meisten Fällen ist dies nicht erforderlich. Normalerweise wissen Sie, was Sie in den meisten Fällen erwarten.

Zum Beispiel kann In-N-Out Burger leicht in der MFP-Datenbank gesucht werden (verwenden Sie Methode 1 aus Kapitel 3). Ich nehme normalerweise einen *„Double-Double-Burger"*. Ich suche im MFP nach: *„double-double in n out"*.

Diese Art des Ausgehens sieht so aus:

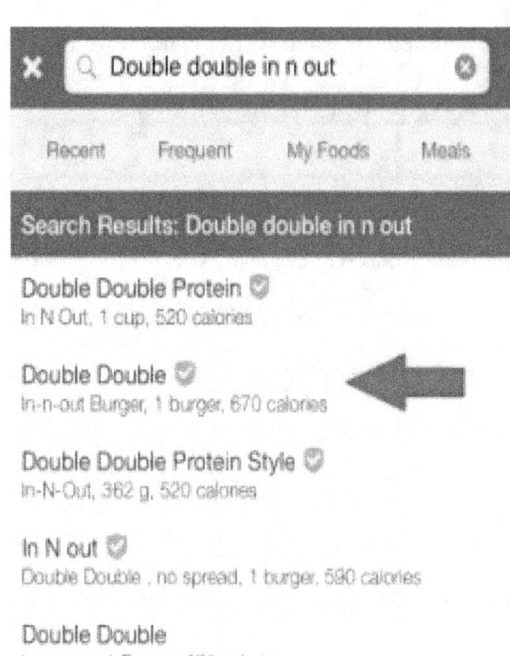

dann

Add Food	
Double Double (In-n-out Burger)	
Serving Size	1 burger
Number of Servings	1

Nutrition Facts

Calories	670
Fat (g)	41
Saturated (g)	18
Polyunsaturated (g)	0
Monounsaturated (g)	0
Trans (g)	1
Cholesterol (mg)	120
Sodium (mg)	1,440
Potassium (mg)	0
Carbs (g)	39
Fiber (g)	3
Sugars (g)	10
Protein (g)	37

Gar nicht schlecht, oder? Wenn Sie Lust hatten, Pommes dazu hinzuzufügen, wissen Sie, was zu tun ist.

Zum Essen ausgehen

(Nährwertangaben nicht verfügbar)

Es gibt Zeiten, in denen Restaurants online oder offline keine Nährwertangaben machen. Dies kann der Fall sein, wenn Sie sich in einem dieser köstlichen „Hole in the Wall"-Orte der Stadt befinden. Eine andere Gelegenheit könnte sein, dass Sie in einem formelleren Restaurant sind, bei einem geselligen Beisammensein essen, wie beim Grillen, oder bei einem Ballspiel einen Hot Dog essen. Gibt es eine Möglichkeit, sich anzumelden? Ja und nein, wir können einen groben Schätzansatz verwenden.

Verwenden wir ein traditionelles Restaurant-Szenario. Sie haben ein mageres Stück Steak und Kartoffelpüree bestellt. Sie haben festgestellt, dass das Steak 10 Unzen laut Menü ist. Das Gewicht von Kartoffelpüree wurde nicht angegeben. Es ist an der Zeit, MFP dazuzuholen und nach allgemeinen Einträgen für beide Lebensmittel zu suchen, während Sie darauf warten, dass das Essen serviert wird.

Lunch	595 cal
Steak Steaks, 10 ounce	475
Mashed Potatoes W/ Gravy Generic, 1 cup	120

+ Add Food   ••• More

Sie können diese Methode an jedes Szenario anpassen, auf das Sie stoßen. Natürlich wird es nicht 100% genau sein, aber „Baseballstadion" wird für diese Situationen gut genug sein.

Es gibt keinen Grund, auf ein Restaurantessen zu verzichten, da keine Nährwertangaben verfügbar waren! Tun Sie einfach Ihr Bestes, um in Ihrem Kaloriendefizit zu bleiben. Denken Sie daran, dass dies der Schlüssel ist. Einige flexible Ernährungsberater melden sich in solchen Fällen nicht bei Lebensmitteln an, weil sich der Aufwand für einen oder zwei nicht lohnt, weil sie wissen, dass die von ihnen konsumierten Lebensmittel sie nicht über die Wartung hinausschieben. Sicher, ihr prozentualer Anteil an Kaloriendefiziten ist nicht ideal, aber sie werden nicht an Gewicht zunehmen.

Wenn Sie über das Ziel hinausschießen, ist das nicht das Ende der Welt. Ein Tag, an dem Sie zu viel verschüttet haben, werden Sie sich nicht töten. Wenn Sie es sich jedoch zur Gewohnheit machen, regelmäßig etwas zu essen, führt dies möglicherweise zu sehr geringen visuellen Fortschritten oder kann Sie tagelang zurückversetzen.

Wie Sie sehen, gibt es keine Silberkugel, wenn es darum geht, auswärts zu essen. Es gibt bestenfalls unterschiedliche Strategien für unterschiedliche Szenarien. Wenn Sie zumindest auf einen von ihnen vorbereitet sind, können Sie Ihre Aufnahme leichter abschätzen und die Wahrscheinlichkeit einer Fettzunahme verringern, indem Sie sich bewusst machen, was Sie konsumieren.

Das Maß ist der Schlüssel

„Wenn man die Grenzen von Mäßigung überschreitet, hört das größte Vergnügen auf zu gefallen."- Epiktet

Alles in Maßen. Wirst du nie wieder Kekse essen oder in ein Fast-Food-Lokal gehen? Das bezweifle ich. Nun, ich weiß, ich konnte es zumindest nicht. Deshalb gönne ich mir diese Lebensmittel in Maßen.

Nach meiner Erfahrung findet einmal pro Woche ein Wartungstag statt. An einem Tag, an dem ich im Gleichgewicht esse und weiß, dass ich nicht abnehmen oder zunehmen werde. Die Waage am nächsten Morgen könnte steigen, aber ich weiß, dass es sich um ein vorübergehendes Wassergewicht handelt, Glykogen, und vor allem weiß ich, dass es nicht mit Fett gewichtet ist.

Ich habe normalerweise freitags oder samstags Wartungstage. Einmal wöchentlich bei der Wartung zu essen, wird Ihre Bemühungen zur Gewichtsreduktion nicht behindern. Ich glaube, sie sind psychisch notwendig. Es sind fast Belohnungstage, wenn man darüber nachdenkt.

Bevor ich mit IIFYM anfing, war ich auf Fastfood angewiesen. Das Szenario sah so aus: voll>zufrieden>aufgebläht>unangenehm>„Wow, warum habe ich das getan?" Und manchmal habe ich in denselben

Nächten Alkohol getrunken! Dies ist eine häufige Kombination, die zu einer Fettzunahme führt.

Es ist erwähnenswert, dass 1 Gramm Alkohol 7 Kalorien entspricht.

Wenn ich etwas essen gehe, halte ich mein tägliches Makrobudget ein, da das Ausgehen an einem Wartungstag nur ein Bonus ist. Welche andere Art von Diät erlaubt dies ?!

Seien Sie versichert, solange es keine tägliche Gewohnheit ist, ist Fast Food nicht tabu.

KAPITEL 8: VERFOLGEN SIE IHRE FORTSCHRITTE

„Erfolg ist nichts anderes als ein paar Disziplinen, die jeden Tag praktiziert werden."

- Jim Rohn

Die Körperzusammensetzung beschreibt die prozentuale Aufteilung der Menge an Muskeln, Körperfett, Knochen und Wasser, aus der sich unser Körper zusammensetzt.

Sie möchten proaktiv sein, indem Sie die mit Ihrem Gewicht und Taillenumfang verbundenen Zahlen verfolgen. Sie möchten Ihre Körperzusammensetzung während Ihrer gesamten Fitnessreise so gut wie möglich verstehen, um immer zu wissen, ob Sie auf dem richtigen Weg sind.

Um sicherzustellen, dass Sie auf dem richtigen Weg sind, Fett verlieren, keine Zeit verschwenden und dies auf gesunde Weise tun, ist es wichtig, Ihre Fortschritte zu messen. Mit den Worten von Lord Kelvin, einem Physiker und Ingenieur (der den korrekten Wert eines Kelvins (273 ° C) ermittelt hat): „Wenn Sie ihn nicht messen können, können Sie ihn nicht kontrollieren." Das Messen ist ein Teil des Fortschritts und sollte eine wöchentliche Gewohnheit sein und kann sogar eine tägliche Gewohnheit sein.

Außerhalb von MFP gibt es zwei Hauptwerkzeuge, mit denen Sie Ihren Fortschritt messen können, und mit der Wahrscheinlichkeit, dass diese Geräte irgendwo herumliegen.

Gewicht und Bilder

Die Waage ist das Zeichen der Gewichtsabnahme. Obwohl sie uns nicht die ganze Geschichte liefert, ist sie in Bezug auf unsere Fortschritte immer noch nützlich.

Beachten Sie, dass das Gewicht abhängig von der Tageszeit, zu der Sie sich wiegen, schwankt. Während Ihrer Reise wiegen Sie sich möglicherweise an einem Tag und scheinen ein Pfund abgenommen zu haben. Am nächsten Tag sind Sie wieder da, wo Sie angefangen haben oder manchmal sogar ein Pfund schwerer. Das ist normal und nichts, worüber man sich Sorgen machen müsste. Jeder Mensch stößt auf dieses Problem, wenn er ein Kaloriendefizit aufweist und Sie nicht alleine sind.

Viele Faktoren beeinflussen Gewichtsschwankungen. Einige dieser Faktoren sind Wasserretention, Stuhlgang und Glykogenspeicherung. Um eine möglichst genaue Skalenablesung zu erhalten, messen wir die wöchentlichen Mittelwerte, nicht die Tage. Wiegen Sie sich jeden Tag zur gleichen Zeit. Stellen Sie sicher, dass Sie dies morgens als erstes tun, auf leeren Magen und nachdem Sie die Toilette benutzt haben, um die genauesten Messwerte zu erhalten. Nehmen Sie am Ende jeder Woche den Durchschnitt Ihrer Messwerte und beachten Sie, dass dies nicht jeder Tag der Woche sein muss.

MFP kann Ihre täglichen Gewichtsmessungen nachverfolgen.

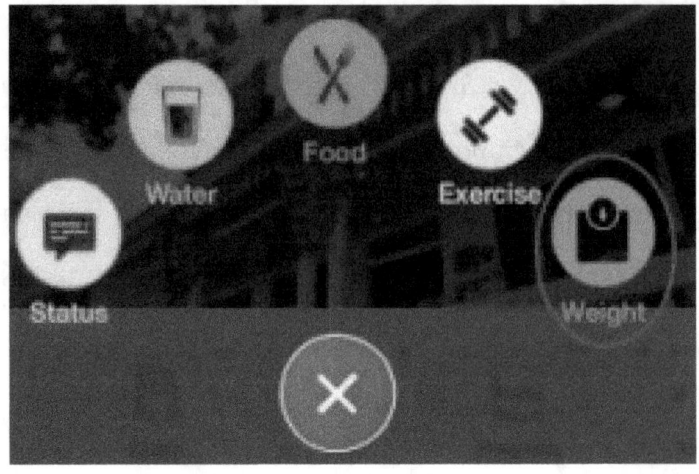

Mit dem MFP haben Sie auch die Möglichkeit, Fotos zu machen, die ich sehr empfehle, wenn Sie Ihr Gewicht aufzeichnen.

Mithilfe von Bildern und einer Analyse der Spiegelreflexion können Sie Ihre Fortschritte besser nachvollziehen. Es ist auch großartig, auf deine alten Fotos zurückzublicken und sie mit dem neuen Du zu vergleichen! Mit dem MFP können Sie Fotos nebeneinander vergleichen und dabei sowohl das Aufnahmedatum als auch das Gewicht an diesem Tag angeben.

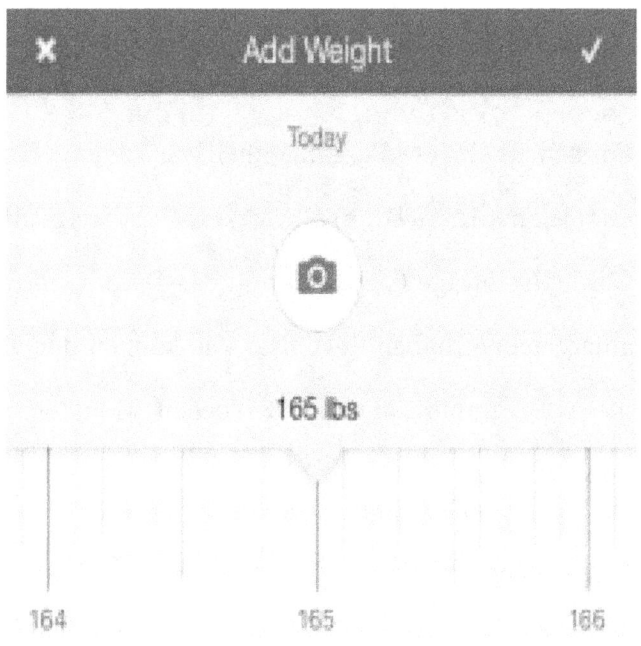

Wenn Sie Ihren Fortschritt auf einen Blick sehen möchten, können Sie dies tun, indem Sie im unteren Menü des MFP-Geräts die Option *Fortschritt* auswählen.

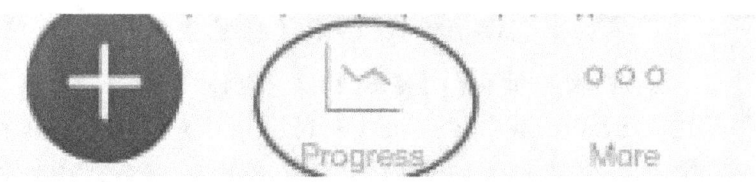

Wenn Sie dies auswählen, gelangen Sie zu einer Seite, auf der Sie Ihren Fortschritt anzeigen können. Sie können den Fortschritt Ihrer Vergangenheit in einem Grafikmodus anzeigen. Das Diagramm zeigt Datenpunkte Ihrer Gewichtseinträge (y-Achse) und das Datum, an dem Sie sie aufgezeichnet haben (x-Achse). Sie können den Zeitrahmen dieses Diagramms auch nach Wochen, Monaten und Jahren anpassen.

Dies ist eine praktische Funktion, die viel besser ist, als ein separates Tagebuch zu führen und meiner Meinung nach jeden Tag manuell aufzuzeichnen. Seien Sie konsistent, und Ihr Diagramm sieht am Ende aus wie ein schönes, schwankendes Durcheinander (Sie werden gleich sehen, was ich meine).

Taille

Die zweite Methode zur Verfolgung des Fortschritts ist die Verwendung eines Maßbands. Ein Maßband ist wahrscheinlich aufschlussreicher als die Waage, da Sie möglicherweise am selben Tag ein geringeres Gewicht haben können, an dem das Gewicht auf der Waage stagniert. Zusammen mit Fotos kann es ein entscheidender Faktor sein, zu überprüfen, ob Sie wirklich an Gewicht zugenommen haben oder ob Ihr Körper nur Wasser zurückhält. Aus diesen Gründen ist es eine gute Idee, Ihre Taille direkt über dem Bauchnabel zu messen, nachdem Sie gewogen haben.

Um eine möglichst genaue Messung zu erhalten, entspannen Sie sich und ziehen Sie nicht Ihrem Bauch ein. Atmen Sie wie gewohnt und Sie erhalten einen Wert.

Der MFP zeichnet die Taillenmaße auf die gleiche Weise wie das Gewicht auf.

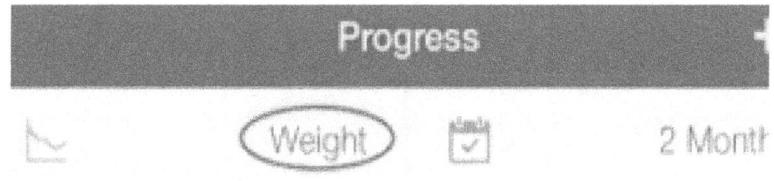

Sie können den Fortschritt Einstellungen ändern, indem Sie „Gewicht" auf „Taille" umschalten, um Ihren Taillenumfang aufzuzeichnen.

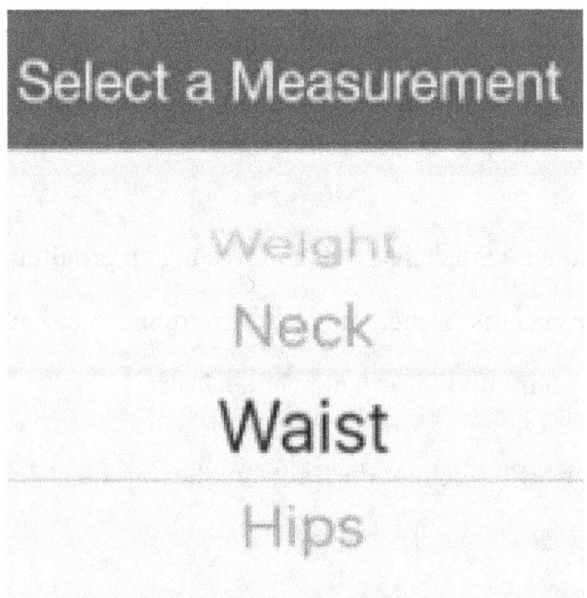

BONUSKAPITEL - REZEPTE FÜR EINE FLEXIBLE ERNÄHRUNG

Die nächsten 3 Seiten enthalten einige meiner bevorzugten flexiblen Diätmahlzeiten. Diese sind leicht in Ihre täglichen Makronährstoffe zu integrieren und sehr einfach herzustellen. Ich bin weit davon entfernt, ein Meisterkoch zu sein. Wenn ich das kann, kannst du das auch. Ich esse diese Mahlzeiten regelmäßig.

Wenn Ihnen diese Rezepte gefallen, sollten Sie unbedingt ein spezielles Rezept- und Protein-Smoothie-Buch lesen, das ich in Kürze veröffentlichen werde.

Protein-Power-Pizza

Beschreibung:

Diese köstliche Mini-Protein-Pizza kann nach Ihren Wünschen geändert werden. Dies ist jedoch eine großartige Basis, um damit zu arbeiten.

Zutaten:

Vollkornfladenbrot

Tomatenmark

Ganzes Huhn

Babyspinat

Tomaten

Pilz

Käse (falls gewünscht)

Methode:

- Tomatenmark auf dem Vollkornfladenbrot verteilen
- Hähnchen in Stücke schneiden und auf Pizza legen (1 ganzes Hähnchen = 6 Pizzen)
- Pizza mit Spinat, Champignons und Tomaten bedecken

- Pizzen 20 Minuten lang in Ofen für 200 Grad Celsius backen

Makronährstoffe

pro Pizza

Eiweiß: 50g

Kohlenhydrate: 45G

Fett: 5G

425 Kalorien

Premium-Eiweiß-Käsekuchen

Beschreibung:

Ein köstlicher Protein-Käsekuchen. Dieser Käsekuchen kann in verschiedenen Variationen hergestellt werden, indem einfach der Geschmack des verwendeten Proteins geändert wird (Vanille in Schokolade umwandeln und etwas Belag hinzufügen) oder mit Vanille und etwas Beeren bestreichen.

Zutaten:

340 Gramm (12 Unzen) fettfreier Frischkäse

280 Gramm (10 Unzen) griechischer Naturjoghurt

2 Eier

2 EL Stevia

¼ Tasse Milch

2 Portionen Whey Protein

1 Teelöffel Vanilleextrakt

Prise Salz

Methode:

- Ofen auf 160 Grad Celsius (320F) vorheizen
- Rahmkäse in einer großen Schüssel aufweichen
- Eier und Stevia hinzufügen, dann mit Vermischen fortfahren
- Die restlichen Zutaten hinzufügen
- Alle Zutaten für 3 Minuten vermischen
- Die Mischung in eine mit Pergamentpapier ausgelegte Backform gießen
- Backen bei 160 Grad Celsius (320F) für 20 Minuten, dann auf 90 Grad Celsius (194F) für eine Stunde einstellen
- Kühlschrank stellen und für 5 Stunden abkühlen
- Mit Toppings servieren, falls gewünscht

Makronährstoffe

pro 225 g (8 Unzen) Scheibe

40g Eiweiß

15g Kohlenhydrate

2 g Fett

238 Kalorien

Mad Monkey Eiweiß Smoothie

Beschreibung:

Ein dicker und köstlicher Schokoladensmoothie, der viel zu geben hat! Hervorragend geeignet, um das Energieniveau vor dem Training zu steigern.

Zutaten:

2 Kugeln Schokolade Whey Protein

100 ml Magermilch

1 Banane

1 EL Erdnussbutter

1 EL Kaffee

1 Tasse Eis

Methode:

- Alle Zutaten in einem Mixer oder Zauberkugel geben und für ~20 Sekunden vermischen

- Guten Appetit!

Makronährstoffe:

55g Eiweiß

32g Kohlenhydrate

15g Fett

401 Kalorien

FAZIT

Über Diäten reden wir alle. Die Menschen suchen oft nach der perfekten Ernährung und folgen jeder neuen Modeerscheinung, in der Hoffnung, dass dies diejenige sein wird, die es uns ermöglicht, Fortschritte zu erzielen. Leider gibt es bei jeder „Fasten"- oder „Höhlenmensch"-Diät, die wir versuchen, viel mehr Misserfolge. Nicht unbedingt, weil sie nicht funktionieren, sondern weil sie nichts sind, dem wir über einen längeren Zeitraum hinweg folgen können. Jede Diät, bei der Sie sich nicht gesättigt fühlen, ist mit ziemlicher Sicherheit zum Scheitern verurteilt, ebenso wie eine, bei der Ihnen die Lebensmittel, die Sie essen dürfen, langweilig werden. Der EINZIGE Weg, um erfolgreich Fortschritte in Richtung Ihrer Ziele zu erzielen, besteht darin, die Art und Weise, wie Sie essen, zu ändern.

Flexible Diäten ermöglichen es Ihnen, die Lebensmittel, die Sie lieben, in Maßen in Ihre Ernährung einzubeziehen und dennoch Fortschritte beim Abnehmen zu erzielen (oder, abhängig von Ihrem Ziel, an Muskelmasse zuzunehmen). Wenn Sie in Gesellschaft ausgehen, brauchen Sie nicht mehr zu betonen, was Sie essen können, da bestimmte Lebensmittel nicht mehr als „schlecht" oder „fett" gekennzeichnet sind. Jetzt, da Sie wissen, wie Sie Ihre tägliche Aufnahme berechnen und nachverfolgen können, können Sie sich auf Ihre nächste Mahlzeit freuen, anstatt sich vor dem Gedanken zu fürchten, geschmacklos gekochtes Gemüse zu konsumieren.

Flexible Diäten sind für mich der Schlüssel zu einem ausgewogenen, gesunden Lebensstil in einem Körper, auf den ich stolz bin. Das Setzen von Zielen und das Erreichen dieser Ziele mit Hilfe einer flexiblen Diät schafft neues Vertrauen in den Einzelnen, das Sie wiederum dazu motiviert, dem Weg der laufenden Reise treu zu bleiben – es ist der Fluss eines positiven, konstanten Fortschritts. Sie werden entweder besser oder besser.

Ich hoffe, es hat Ihnen genauso viel Spaß gemacht, dieses Buch zu lesen, wie es mir Spaß gemacht hat, es für Sie zu erstellen. Ich möchte Ihnen viel Glück bei Ihrer flexiblen Diät wünschen, gehen Sie also raus und erreichen Sie Ihre Ziele!

LETZTE WORTE

Nochmals vielen Dank für den Kauf dieses Buches!

Ich hoffe wirklich, dass dieses Buch Ihnen helfen kann.

Der nächste Schritt ist für Sie **sich für unseren E-Mail-Newsletter anzumelden**, um Updates auf alle anstehenden neuen Buchveröffentlichungen oder Werbeaktionen zu erhalten. Sie können sich kostenlos anmelden und erhalten als Bonus unser Buch "7 Fitnessfehler, von denen Sie nicht wissen, dass Sie sie machen"! Dieses Bonusbuch bricht viele der häufigsten Fitnessfehler auf und entmystifiziert viele der Komplexitäten und der Wissenschaft, sich in Form zu bringen. Wenn Sie all diese Fitnesskenntnisse und -wissenschaften in einem umsetzbaren Schritt-für-Schritt-Buch zusammenfassen, können Sie Ihre Fitnessreise in die richtige Richtung beginnen! Um an unserem kostenlosen E-Mail-Newsletter teilzunehmen und Ihr kostenloses Buch zu erhalten, besuchen Sie bitte den Link und melden Sie sich an: www.hmwpublishing.com/gift

Wenn Ihnen dieses Buch gefallen hat, dann möchte ich Sie um einen Gefallen bitten, wären Sie so freundlich, eine Rezension für dieses Buch zu hinterlassen? Ich wäre sehr dankbar!

Vielen Dank und viel Glück auf Ihrer Reise!

ÜBER DEN CO-AUTOR

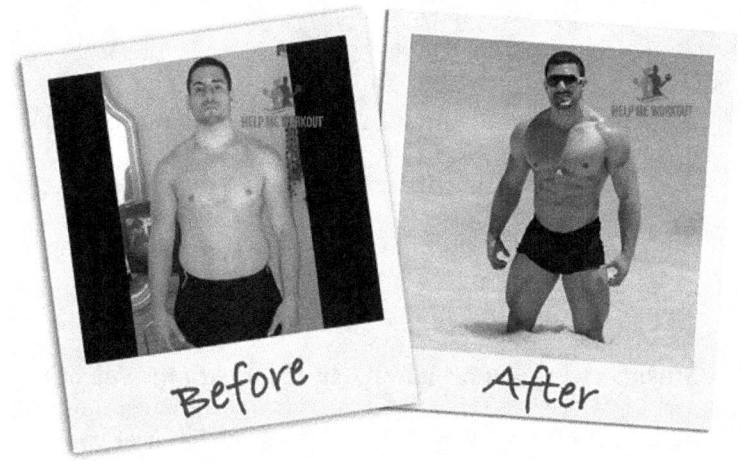

Mein Name ist George Kaplo. Ich bin ein zertifizierter Personal Trainer aus Montreal, Kanada. Ich beginne damit zu sagen, dass ich nicht der breiteste Typ bin, den Sie jemals treffen werden, und das war nie wirklich mein Ziel. Tatsächlich habe ich begonnen, meine größte Unsicherheit zu überwinden, als ich jünger war, was mein Selbstvertrauen war. Das lag an meiner Größe von nur 168 cm (5 Fuß 5 Zoll), die mich dazu drängte, alles zu versuchen, was ich jemals im Leben erreichen wollte. Möglicherweise stehen Sie gerade vor einigen

Herausforderungen oder Sie möchten einfach nur fit werden, und ich fühle mit Sicherheit mit Ihnen mit.

Ich persönlich war immer ein bisschen an der Gesundheits- und Fitnesswelt interessiert und wollte wegen der zahlreichen Mobbingfälle in meinen Teenagerjahren wegen meiner Größe und meines übergewichtigen Körpers etwas Muskeln aufbauen. Ich dachte, ich könnte nichts gegen meine Körpergröße tun, aber ich kann sicher etwas dagegen tun, wie mein Körper aussieht. Dies war der Beginn meiner Transformationsreise. Ich hatte keine Ahnung, wo ich anfangen sollte, aber ich habe gerade erst angefangen. Ich war manchmal besorgt und hatte Angst, dass andere Leute sich über mich lustig machen würden, wenn sie die Übungen falsch machten. Ich wünschte immer, ich hätte einen Freund neben mir, der sich auskennt, um mir den Einstieg zu erleichtern und mich mit allem vertraut gemacht hätte.

Nach viel Arbeit, Studium und unzähligen Versuchen und Irrtümern begannen einige Leute zu bemerken, wie ich fit wurde und wie ich anfing, mich für das Thema zu interessieren. Dies führte dazu, dass viele Freunde und neue Gesichter zu mir kamen und mich um Rat fragten. Zuerst kam es mir seltsam vor, als Leute mich baten, ihnen zu helfen, in Form zu kommen. Aber was mich am Laufen hielt, war, als sie Veränderungen in ihrem eigenen Körper bemerkten und mir sagten, dass es das erste Mal war, dass sie echte Ergebnisse sahen! Von dort kamen immer mehr Leute zu mir und mir wurde klar, dass es mir nach so viel Lesen und Lernen in diesem Bereich geholfen hat, aber es erlaubte mir auch, anderen zu helfen. Ich bin jetzt ein vollständig zertifizierter Personal Trainer und habe zahlreiche Kunden trainiert, die erstaunliche Ergebnisse erzielt haben.

Heute besitzen und betreiben mein Bruder Alex Kaplo (ebenfalls zertifizierter Personal Trainer) und ich dieses Verlagsprojekt, in dem wir leidenschaftliche und erfahrene Autoren zusammenbringen, um über Gesundheits- und Fitnessthemen zu schreiben. Wir betreiben auch eine Online-Fitness-Website „HelpMeWorkout.com". Ich würde mich freuen, wenn ich Sie einladen darf, diese Website zu besuchen und sich für unseren E-Mail-Newsletter anmelden (Sie erhalten sogar ein kostenloses Buch).

Zu guter Letzt, wenn Sie in der Position sind, in der ich einmal war und Sie etwas Hilfe wünschen, zögern Sie nicht und fragen Sie... Ich werde da sein, um Ihnen zu helfen!

Ihr Freund und Trainer,

George Kaplo
Zertifizierter Personal Trainer

Laden Sie ein weiteres Buch kostenlos herunter

Ich möchte mich bei Ihnen für den Kauf dieses Buches bedanken und Ihnen ein weiteres Buch (genauso lang und wertvoll wie dieses Buch), „7 Fitnessfehler, von denen Sie nicht wissen, dass Sie sie machen", völlig kostenlos anbieten.

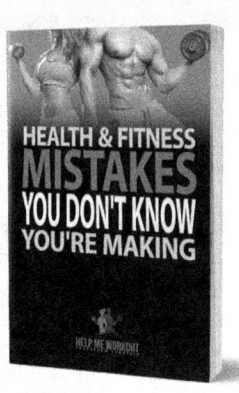

Klicken Sie auf den Link unten, um sich anzumelden und Sie erhalten:

www.hmwpublishing.com/gift

In diesem Buch werde ich 7 der häufigsten Fitnessfehler aufschlüsseln, die einige von Ihnen wahrscheinlich begehen, und ich werde zeigen, wie Sie sich leicht in die beste Form Ihres Lebens bringen können!

Neben dem Buch mit den *7 Fitnessfehlern* haben Sie auch die Möglichkeit, kostenlos unsere neuen Bücher zu erhalten, Werbegeschenke zu verschenken und andere wertvolle E-Mails von mir zu erhalten. Hier ist wieder der Link zur Anmeldung:

www.hmwpublishing.com/gift

Copyright 2017 von HMW Publishing - Alle Rechte vorbehalten.

Dieses Dokument von HMW Publishing im Besitz der Firma A&G Direct Inc ist darauf ausgerichtet, genaue und zuverlässige Informationen in Bezug auf das behandelte Thema und den behandelten Sachverhalt bereitzustellen. Die Publikation wird mit dem Gedanken verkauft, dass der Verlag keine buchhalterischen, behördlich zugelassenen oder anderweitig qualifizierten Dienstleistungen erbringen muss. Wenn rechtliche oder berufliche Beratung erforderlich ist, sollte eine in diesem Beruf praktizierte Person bestellt werden.

Aus einer Grundsatzerklärung, die von einem Ausschuss der American Bar Association und einem Ausschuss der Verlage und Verbände gleichermaßen angenommen und gebilligt wurde.

Es ist in keiner Weise legal, Teile dieses Dokuments in elektronischer Form oder in gedruckter Form zu reproduzieren, zu vervielfältigen oder zu übertragen. Das Aufzeichnen dieser Veröffentlichung ist strengstens untersagt, und eine Speicherung dieses Dokuments ist nur mit schriftlicher Genehmigung des Herausgebers gestattet. Alle Rechte vorbehalten.

Die hierin bereitgestellten Informationen sind wahrheitsgemäß und konsistent, da jede Haftung in Bezug auf Unachtsamkeit oder auf andere Weise durch die Verwendung oder den Missbrauch von Richtlinien, Prozessen oder Anweisungen, die darin enthalten sind, in der alleinigen und vollständigen Verantwortung des Lesers des Empfängers liegt. In keinem Fall wird der Herausgeber für Reparaturen, Schäden oder Verluste aufgrund der hierin enthaltenen Informationen direkt oder indirekt rechtlich verantwortlich oder verantwortlich gemacht.

Die hierin enthaltenen Informationen werden ausschließlich zu Informationszwecken angeboten und sind daher universell. Die Darstellung der Informationen erfolgt ohne Vertrag oder Garantiezusage.

Die verwendeten Marken sind ohne Zustimmung und die Veröffentlichung der Marke ist ohne Erlaubnis oder Unterstützung durch den Markeninhaber. Alle Warenzeichen und Marken in diesem Buch dienen nur zu Erläuterungszwecken und gehören den Eigentümern selbst und sind nicht mit diesem Dokument verbunden.

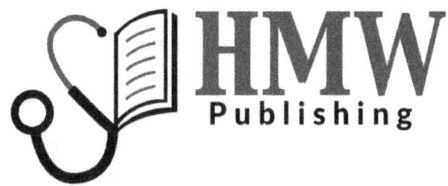

Weitere großartige Bücher finden Sie unter:

HMWPublishing.com

www.ingramcontent.com/pod-product-compliance
Lightning Source LLC
LaVergne TN
LVHW011721060526
838200LV00051B/2987